リノの身体

――「摂食障害」という出口――

富澤　治

M.C.MUSE
ARCHIVE

裏切りの身体 ―「摂食障害」という出口―

目次

はじめに

はじめに

私が初めて、いわゆる「拒食症」—神経性無食欲症—の人を「見た」のは、大学5年、内科病棟実習の時だった。内科の教授回診で、私たち学生は教授や医局員の一番後ろにくっついて病室を回り、教授がひとりひとりの患者さんを診察する様子を見学していた。

ある病室に入ると、とても背の高い女性が我々の方に背を向け壁の方に向かってベッドサイドに立っていた。教授が名前を呼ぶとその女性は振り返ったが、その姿を見た時私は衝撃を受けた。

パジャマの上からでも解るガリガリに痩せた身体、顔は骸骨の上に目玉が付いているかのような風貌。正直言って、その時の私にはその患者さんが「生きている人」には見えなかった。

教授は何事かその人に語りかけた後、周りにいる学生たちに聞こえるように少し大きな声で「生きていればいろんなことがある。苦しいことも楽しいことも。だから食べることなんかに負けてちゃダメだ。頑張って食べなきゃダメだ」というようなことを言った。

当時の私は摂食障害のことも「そういう名前の病気がある」という程度にしか知らなかった。その患者さんに対しても、その時「これは大変な病気だ。自分がこのような人達を救わねばならない」などと思ったわけでもない。

正直言うと、私はその患者さんの風貌が「怖かった」。あまりにも痩せすぎていて、人間はこんなにも痩せるものなのか、そんなことがあり得るのか、自分の理解を完全に超えていた。

その時は自分がその数年後にそのような患者さんを自分の意思でどんどん診るようになるとは全く思ってもいなかった。

「痩せている」ことの価値

一言で言えば、摂食障害とは、食事をコントロールして食べ、その結果体重が減少し、体型が痩せていれば自分自身の存在価値を感じることができる、そして「体重や体型をコントロールして（痩せて）いる」ということに「しか」、自分自身の価値を見いだすことができない、という病気である。

今の社会文化の中で生きている若い女性であれば——あるいは若くなくても、男性でも——であるから「うまく食事を食べて痩せていたい」と思っているといっていいだろう。ほとんどの人は「ちょっとダイエットをしてみようと思った」とか、「実際にダイエットをしてちょっと体重が減った」ということだけで、その人が即「摂食障害だ」ということにはならない。

「普通のダイエット」の場合、例えば「５kg痩せよう！」と思って食事を減らしたり、運動をしたりして、５kg痩せたとしたら「これでダイエットは終わり！　これから我慢していたあの食べ物を食べよう！」とか、その後少しリバウンドしても「５kg痩せたんだから、２kgくらい増えても３kg減だからまあいいか」などということになるのである。

普通のダイエットと摂食障害の差異

これに対して、もし「病気としてのダイエット」があるとすれば、5kg痩せても「これで終わり！」「5kgも痩せたんだから、ちょっとくらい増えても、まあいいか」とはならない。「痩せ続けていること」にしか、自分自身の存在価値がない、となれば、実際に痩せていても、安心できず「もっと痩せるにはどうしたらいいか」「ちょっとでも増えたらどうしよう」と体重や体型、それらに影響を与える食事に心が縛られてしまう。

そうすると、それは「終わりあるダイエット」ではなくなり、行き着く先はどこまでも痩せ続けて、身体的健康や、場合によっては生命まで危険となる状態まで痩せてしまう拒食症―神経性無食欲症―となるか、食欲とは離れたこのような意味によって、抑えに抑え続けた食事がどこかで爆発的にリバウンドして過食症となる―神経性大食症―かの、どちらかでしかなくなる。

摂食障害といわれる人たちも、もちろん「痩せていることはいいことだ」という現代の社会文化を共有している。しかし、かれらはそのような理由によってのみ痩せることを求めるわけではない。

むしろ本質的な問題は、かれらの心の奥深く別のものとしてあり、それが表に現れる時、その表現の形、「出口」として「食事をコントロールし、体重を減らし、体型を痩せさせる」という価値が、社会文化的な圧力として「待ち構えてる」いるのである。

大学病院での治療経験

私は初めて摂食障害の患者さんを内科の教授回診で診てから約2年後に精神科医になり、いろいろな理由から、摂食障害の患者さんを主に大学病院の中で専門的に診るような立場になった。

今までに私が診た摂食障害の患者さんはだいたい２０００例くらいである。今から思うと、表面的な理由はともかく、私が「摂食障害」という「事態」に惹きつけられた理由はそれ―摂食障害という出来事―が私自身に、「生きる意味」を考えさせるものであったからなのだろう。だからこそ、私は意欲的にこの「摂食障害」という事態に関わってきたのだと思う。

大学病院で、「大学病院の病棟」という摂食障害の治療にとっては非常に有利な「装置」を背景に持ち、治療をしていた頃、私は摂食障害の臨床的な、主に治療に関する研究を、国際学会のシンポジウムで発表したり、論文を出したりしていた。

摂食障害にはいわゆる「拒食症」―神経性無食欲症―といわゆる「過食症」―神経性大食症―があるのだが、私がかなり積極的に重症の「拒食症」の患者さんの治療をしていた頃は、世界的にみて「全ての拒食症患者のうち5%は死亡する」と言われていた（身体的に重症な人の場合は当然もっと死亡率は上がる）。最も多い死因は「心停止」である。このような人達に対して、入院などの濃厚な治療を行った場合、「治る」患者は全体の約40～50%前後とされていた。（引用1）。

私が開業する前、大学病院時代にオーストラリアで開かれた国際学会で発表した（引用2）拒食症の人の「治る」割合は64%くらいだった。また私が治療している間に死亡した拒食症の患者さんは一名である。死因は「心停止」だった。私が診た2000例というのは「拒食症」と「過食症」両方合わせた数だから拒食症の人はたぶん（過食症の人の方が割合としては多いので）700～800例だと思う。

大学病院で診療をしていた頃、このように私の拒食症の人に対する治療成績は、その当時の国際的な標準と比べてもかなり良かった。

しかし、そもそも「治る」ということの基準が、解りやすいようでいて、難しい。拒食症の場合、症状が良くなると食事が摂れるようになり、栄養状態が改善し、体重が増える。であるから症状論的に、治療する前と治療後を比較することは体重とか、検査値とかを指標にすればそれほど難しくはない。私が先に述べた「治る割合」とはそういう基準でみた場合の話である。ただし、客観的に身体的な状態が改善することが重要なのは当然であるが、それだけで拒食症の本質が「解決」したのか、と言われるとそれはそうではないのである。

「普通のダイエット」と、病気としての「摂食障害」というものに何か質的な差異があるとすれば、それは「痩せているということにしか、自分自身の存在価値を見出せない」ということであり、それはその人自身の「心のあり方」によって決まる。

客観的な状況がいかに「摂食障害的」に見えても、その人の心のあり方を周りから決めつけることはできない。

生きるために「食べない」

痩せていることにしか自分の価値はないと思っている、ということは、他のどこにも自分の価値がないということである。だとすれば、それが「治る」とは当然、「体重や体型をコントロールすること以外の何かに自分自身の価値を見出すことができる」ということになるだろう。その結果、食行動が正常なものとならなければ、本当の意味で摂食障害が「治った」とはいえないはずである。

つまり、摂食障害の人たちが「痩せていなくてはならない」というのは、自分自身の生きる価値を保つための「命がけの戦い」なのである。決して「痩せて死んでしまいたい」と思って食べないのではない。このような心のあり方を無視してただ「肥らせよう」とすることは、かれらの「生きる意味」を奪うことになる。

かれらは死のうとして食べない、のではなく、「生きるために食べない」のである。痩せすぎてしまったり、生命に危険が出てきたりするのは、このような心のあり方の「結果」なのであって、このような心のありようが変わって、その結果、食事を食べても、体重が増えても安定していられる、となって初めて「良くなった」「治った」と言えるのである。

生きることの「意味」

私は摂食障害の人を診ていく過程で、表面に出ている食事や体重や栄養状態といった患者さんの問題の根底にある「生きる意味」を考えさせられずにはいられなかった。

ヘミングウェイの有名な小説「老人と海」にこんなくだりがある。

「お前は漁師に生まれついたんだ、魚が魚に生まれついてるようにな。聖ペドロも漁師だった。大ディマジオの親父とおんなじだ。（中略）あらゆるものが、それぞれに、自分以外のあらゆるものを殺して生きているじゃないか。魚をとるってことは、おれを生かしてくれることだが、同時におれを殺しもするんだ。」（引用3）

長い間漁をして暮らしてきた老人が、一人で漁に出かけ、一人では捕まえきれないほどの大魚を捕らえるが、港に帰る途中鮫に襲われて大魚のほとんどを食べ尽くされてしまうというこの話の背景には、人間が「生きている」ということに対するある種の無条件な、素朴な信頼のような感情が通底しているように思われる。しかし、その老いた漁師も孤独な戦いを繰り広げる最中に様々な問いを自分自身に投げかける。

くしくも老人が言ったように、人間は何かを食べ続けなくては生きていくことができない。そして人間が食べられる何かとは、基本的に「生物」だけなのである。人間が生き続けるということは、ある意味、何か別の生物を殺すことでもある。

気がつけば生まれている人間

また人間は可能性として、自らの意思で死ぬことはできるが、生まれることはできない。気がついたときには「もう生まれてしまっている」。「老人と海」の老人は、生まれてしまっている、生きているということに対して、当然のこと、「問うまでもないこと」として生きているように見える。

そのような人にとっては「自分は何故生きているのか」と問うことはあまり実感の伴わない、的外れな問いであるかもしれない。しかし、危機的な状況に置かれたとき、そのような人も自分自身の生命に「どのような意味があったのか」と問いかけることは当然あるだろう。

人間は、気がつけば生まれてしまってはいるが、その生命がいつか終わりのあるものだ、ということも一方では知っている。知っているはずではあるが、多くの人はいつか終わりのある生命としての自分を「忘れている」かのようである。

たまたま忘れているのではなくて、「いつ死ぬかなんて誰にも解らない」として、意識から遠ざけて、不安を感じないように「忘れて」いるのである。そのような不安からの逃避はある意味、健康的でもある。

ただその一方で、「自分は何故生まれてきたのだろう。何のために生きているのだろう」とか、「人はいつか死んでしまうのに生きる意味があるのだろうか」と問いかけ、考えることも、それ自体異常なことではない。

哲学とは死の演習

ソクラテスが「哲学とは死の演習である」と述べたとされるように、人間の生は、本来的に死があって初めて意味を持つものである。そのような意味で哲学とは死によって照射された生の意味を考える学問であるといえるだろう。

心理学的に考えても、「自分が死ぬことなど全く考えない。何故生きているのかなんて、当たり前すぎて考えられない」という考えも、それ自体異常とは言えない。また「自分の生きている意味とは何だろう」と考えることもまた、異常ではない。

もっとも摂食障害の人たちが皆、「何故自分は生きているのだろう?」と意識的に考えているわけではない。むしろ意識的には自分が生きているということは当然のこととして、その生きる価値として、体重や体型をコントロールして「痩せていたい」と思っている人が多いだろう。

しかし、そういう人を治療して良くなっていく過程で、私がいつも直面したのは「何のために人は生きるのか」というかれらの問いである。この問いは私の経験では、治療関係が築かれ、症状が良くなっていく、ということの後でしか出てこない。そして、この問いこそが摂食障害の本質的問題であると私は思っている。

この本では私の経験から、摂食障害とは何か、それが治るということはどういうことなのか、どうすれば治るのか、治ったと言えるのか、具体的な治療にはどのようなものがあるか、ということに関して、実際に私が診察室で患者さんや家族の人に話しているように記述するつもりである。

摂食障害に苦しむ患者さんや家族の一助になれば、と思っている。

引用1　Hans-Christoph Steinhausen, M.D., Ph.D.， The Outcome of Anorexia Nervosa in the 20th Century， Am J Psychiatry 159:1284-1293, August 2002

引用2　Tomizawa, O. et al， behavioral therapy of severe anorexia nervosa inpatient and its outcome， 6th International Congress of Behavioral medicine, Brisbane， 2000

引用3　Ernest Hemingway.：The old man and the sea.，Scribner's，1952..福田つね恆　存訳「老人と海」．新潮文庫．121-122，1966

第一章　摂食障害とは何か

―「終わりあるダイエット」と「終わりなきダイエット」―

第一章　摂食障害とは何か

―「終わりあるダイエット」と「終わりなきダイエット」―

「はじめに」で述べたように、今の日本の社会文化の中で生きていれば、「痩せたい」と思うこと自体は異常な価値観ではない。それは日本に限ったことではなく世界的にも、ヨーロッパ、アメリカ大陸、オセアニアなどの先進国はもちろん、発展途上国の多くの国で「痩せていることはいいことである」という価値観は受け入れられている。

「体重が多いほどいい、肥っているほどいい」という価値観の文化圏もあるにはあるが、まれである。

世界で初めて今のような意味合いで「摂食障害」の症例が報告されたのは、１６８９年イギリスにおいてであるが、現実に摂食障害、特に初期においてはいわゆる拒食症が、社会的、医療的に問題となるくらい増えてきたのは1950年代のアメリカ合衆国において、とされている。この頃はアメリカのすべての世帯に冷蔵庫が行き渡るようになった時期と一致するといわれている。日本ではそれに遅れて約十年後、1960年代に学会誌で初めて症例が報告されている。

文化の圧力

ほとんどの地域で、特に女性は「美しさ」という審美的な意味で、あるいは性別にかかわらず「健康的である」「自己管理ができている」というような意味で「肥満は悪、体重をコントロールしていることはいいことだ」という価値観は浸透している。

平均体重という面から見ると、日本人は統計的には肥満の人は増えてきてはいるが、多くはない。特に女性の平均身長は年々伸びているのに対して、体重の増加の割合は少なく、この数年は横ばいといわれている。

しかしながら、医学的な標準体重からみると「肥っていない」人でも「自分は肥っている。もっと痩せたい」と思っている人は多い。摂食障害の患者さんでなくてもそうである。

診察の現場で痛感することであるが、私が身長から算出した医学的な標準体重を「健康な体重」として患者さんに提示すると、ほとんど「多すぎる」と言われる。

一方で、日本は「食の都」といわれるくらい「美食」の国でもある。例外はもちろんあるが、あらゆる世代の日本人は食べることが好きだ。飲酒に対しても寛容である。

生命活動としての「摂食」

そもそも、食事を摂るということは生物学的にみて、動物においては生命活動を維持するために必要欠くべからざる行動である。

人間を含めた動物は「従属栄養」といって、自分の「外」から栄養を取り入れなければ生きていくことができない。これに対して植物は光合成をして、自分で生きていく栄養を作っている。これを「独立栄養」という。

しかも人間、動物が食べることができるものは基本的に「生物」だけである。つまり動物は他の生物を食べることによってしか、生きていくことができない。

「生物」が「無生物」と違う点は、増殖・成長・物質代謝・刺激反応性・調節性などの生活現象を表すということである。生活現象とは生物に限ってみられる物質代謝・生長・生殖・運動・知覚などをいう。この生命活動に「栄養」は必要不可欠なのである。人間は死ぬまで、栄養をとり続けなければ生きていくことが出来ない。このような生物学的な意味で、ものを食べるということは、生きることの根幹なのである。

もっとも私たち人間は、意識的には「生きていくためには仕方ない」と思って食事を摂取しているわけではない。意識としては「お腹がすいた」とか「おいしいものを食べたい」など、身体感覚や味覚として、空腹や美味というような「食欲求」を満たすために何かを食べたいと意識しており、そのような食欲求はあたかも「生まれつき自分に備わっている感覚」であるかのように意識している。

この「生まれつき備わっている」という感覚は実は「錯覚」なのであるが、今ここではそのことは置いておこう。

つまり私たちの文化においては、「おいしいものを食べたい。おいしいものを食べることは豊かなことである」という価値観も同時に存在する。

「痩せろ」しかも「食べろ」

このような状況をもっとも端的に示しているのが、女性向けの総合雑誌である。女性向けの雑誌の大きな部分を占めるのはファッションや化粧法、化粧品などで、これらには「美しくありたい」という女性の願いに応える情報があふれている。

いわゆる「ダイエット」もその大きな一分野であり、ダイエットのことが載っていない雑誌はないといってもいい。

しかし、そのような雑誌でもページをめくると、今度は「グルメ」に関する情報のページとなる。どこの店のあの食べ物はすごくおいしい、これからはこんなデザートが流行る、あのおいしい料理を簡単に作るには、など…。「美食には関心がない」というような態度は、許されなくはないが、とりにくい。

必ずしも若い女性向けの雑誌ばかりでなく、若い男性向けの、あるいは高齢者向けの雑誌でも、小学校低学年向けのメディアでも、このような風潮は年々強くなってきているのではないか。

このような状況は、極端に言えば「痩せろ！　しかし（しかも？）おいしいものを食べろ！」と言われているのと同じである。

このような社会文化的価値観に正しく反応するということは、おいしいものを食べるときには、あたかも体重や体型のことは気にしていないかのように食べ、その裏でそうでないときには食事摂取をコントロールしたり、運動したりして、肥らないように気をつける、というある種の強迫的状況に置かれていること示している。

摂食障害の患者さんのうち95％くらいは女性であり、その中でも10代後半から20代の年齢層が最も多い（最近はもっと若い小学生くらいから中高年以上の女性までと、年齢層は広がる傾向があるが）。これはひとつには若い女性がこのような「文化的な圧力」に最もさらされやすいからである。

おいしいものを食べるその裏でいつも体重や体型のことを気にかけて「ダイエットをしている」ということそのものは、それ自体「病的な思考、行動」ではなく、むしろ社会文化的に「正しい」ということになる。
　このような状況の中で、文化的な圧力に正しく反応した結果「摂食障害」と呼ばれる事態にいたるとすれば、そこに「普通のダイエット」との差はあるのだろうか。そしてそれがあるとしたら、それは量的な差―つまり程度問題―なのだろうか、それとも質的な差なのだろうか？

「普通のダイエット」というもの

　「ダイエット」と日常レベルでいわれているのは、「ダイエットセラピー」、つまり、「食事療法」のことである。本来食事療法というのは、病気の治療として重要なものである。代謝性の疾患や腎臓疾患、生活習慣病などにおいて、総カロリーやある特定の栄養素を制限したり、場合によっては逆に多く摂ったりして疾患の進行を抑えたり、健康を維持したりする療法、それがダイエットセラピーである。であるからこれは本来「不健康」から「健康」へ一方向的に向かうものであり、健康な状態になれば、普通はそれを維持、継続するものである。

しかし巷間で言われている、いわゆる「ダイエット」というものはこういうものではない。健康というよりは、綺麗とか、かっこいいとか、かわいいとか、要するに今の社会文化の中で「審美的に価値が高い」姿になること、という意味合いが強い。

さらに何故か、ダイエットというものは、もしそれが「成功」すれば、ある到達点—目標体重とか納得できる体型—に達して、それで「終わる」ものであるかのように思われている。またそれは逆に「失敗」することも多く、失敗した場合には、いつかまた「やりなおされるもの」としてその人の中に留めおかれる。

そして人によっては、それは「もう諦め」られて、「もうやらない」ものとして「終わる」のである（成功した場合でも、実は3年、5年という長い時間単位でみれば、いつか元に戻っていた、ということが少なくないものだが）。

結局のところ「普通のダイエット」というものも、文化的な「病理」をある程度内包していることが多いと思われる。そこに見いだされているのは、「体重が減っていく」「体型が変わっていく」という「動き」に伴う、精神的な満足感である。

だからもし、ダイエットに熱中する人に、「10年で3kg痩せますよ」といっても、あまり喜ばれない。ダイエットが「失敗」する場合、それはほとんど「リバウンド」―反動―によるものであり、リバウンドは通常、体重の落ち方の激しさに比例する。

私はこれこそ、コマーシャリズムの落とし穴だと思うのだが、様々な「ダイエット法」が「1週間で5kg痩せた！」と謳い、そのスピード故に多くの人を引きつけ、高頻度にそれはリバウンドもたらす。失敗したダイエットはいつか、繰り返されるものとして潜在する。

しかし、それでも「普通のダイエット」というものがあるとすれば、それは摂食障害の症状と比較すれば、「遊び」とか「余裕」のあるものだろう、と思う。ダイエットとはいわばイベントであり、「祝祭」なのだ。

たとえば「普通のダイエッター」はこう考える。「やった！　5kg痩せた。目標達成！これでしばらくはダイエットしなくていい。1～2kg肥っても、前よりは痩せている」と。

しかし、摂食障害の人ではこうはいかない。普通のダイエッター以上に「痩せるという動き、変化」に価値を見いだしているので、5kg痩せたら、1kgも増えないように厳しく管理しなくてはならない。後もう3kg痩せればもっと安心だ。つまり「痩せ続けていなければ」ならない。そうでないと価値がない。

これはダイエットが「失敗」したときにはもっと、明確な差となって現れる。「普通のダイエッター」は「とうとう食べちゃった。我慢してたからなあ。酔っぱらっちゃって、気がゆるんでラーメン食っちゃった。体重も結局元に戻った…　でも、まあしょうがない。ラーメンうまかったし。自分には家族も、仕事もある！　痩せることだけが人生じゃない！明日からまたがんばればいい」と考える。

自分自身の存在価値―アイデンティティー

しかし「摂食障害の人」をみていると、こういうわけにはいかない。何故ならかれらにとって、それ―痩せること―は、自分の全存在をかけた、文字どおり命がけの戦いだからである。摂食障害と普通のダイエットというものに「質的な差異」を見て取るとすれば、それは「他のものでは代替できない、痩せ続けるしかない」、「そこに命をかけるしかない」と思っているかどうかである。

これは、「客観的」にということではもちろんない。もし本当にある人間にとって、痩せることにしか生きている意味がないのなら、それを奪ってしまえば、生きる価値がなくなってしまい、その結果「死にたくなる」だろう。しかしこのことを逆にいえば、痩せること以外に生きる価値があれば、ダイエットに命をかけなくても良い、ということである。この可能性がもし全くないなら、摂食障害を治療する可能性は消える。

摂食障害の人にとって体重や体型をコントロールし、痩せ続けていること。意識的にはそれだけが「自分自身が生きる価値」なのである。

であるから、「5kg痩せた!」といっても、安心はできない。5kg痩せたなら、もう5kg痩せなくてはならない。自分の価値を保ち続けるために、「終わりなきダイエット」を生きなくてはならない。それはどんなに痩せていても、自分の体重や体型、それを決める食事やエネルギーを消費する運動などに「心を奪われた」状態になることである。

身体疾患で食事療法をするとき、良い結果が出ればそれは「喜び」であり、「励み」であるはずである。良い成果を上げればそれを継続し、健康を維持していくものだろう。

そのような意味で私は「普通のダイエット」というものも、本当はこのように「目標達成して終了！」というようなものでなく、自分自身のために「ずっと続けていける、それが自身の健康にもなる」という意味で「終わりのないもの」が真に健康的なものであると思っている。

しかし、摂食障害における「終わりなきダイエット」とは、自分自身の存在価値が、意識的には「痩せて続けていること」にしか見いだせないために、「痩せることはいいが、どんなに痩せたとしても、少しでも戻る（この「戻る」を患者さんは「肥る」と称する）ことは許されない」ということになる。

「拒食」と「過食」はコインの裏表

その結果、体重が医学的な基準を超えて減りすぎた場合には、拒食症、「神経性無食欲症」といわれる。体重を減らそうとして、抑えに抑えた摂食があるところでリバウンドして、逆に爆発的に食べるようになり、止められなくなってしまう状態が、典型的な意味の

「過食症」といわれる。

過食症、「神経性大食症」は、このような意味で、自分自身でコントロールできない過食を主症状とし、場合によっては、摂りすぎた食べ物を自分の体から追い出す「Purge パージ」を伴うことが特徴である。

パージで最も多いのは「自己誘発性嘔吐」といわれる（自分で摂りすぎたカロリーを出すために意図的に吐く）ものであり、他には下剤を大量に飲む、カロリーを消費するために激しい運動をする、過食をした後はそれを「帳消しにする」ために長時間絶食をする、などがある。（ただし現在の診断基準では、その人の体重が標準体重よりも一定限度（85％）以上少ないときには、過食があっても、事実上診断は「神経性無食欲症」とされる）すなわち「拒食」と「過食」は、現象というか、行動としては「逆」のことであるが、摂食障害における拒食と過食は「痩せ続けていなければ自分の価値がない」という「心のあり方」の結果、という意味では同じである。拒食はそれが「うまくいっている、しかし安心できないから痩せ続けることに気をつけ続けなくてはならない」状態であり、過食は「抑えに抑えた摂食が爆発して、コントロールできず、破綻して、もうどうしようもなく食べ続けてしまう、すべて台無しになってしまった」状態である。

このような意味で拒食と過食はコインの裏表であり、今は表―拒食―が出ているからといって、裏―過食―に変わらないというものではない。むしろ表を出し続けようと、ぎゅうぎゅう押し続けていると、裏に跳ね返る圧力がどんどん高くなっていくものである。

もうひとつ、過食という現象はこのような典型的なパターンと別の、というよりは「並んで」というべきかもしれないが、違った意味合いのものもある。それは一般にいわれる「ヤケ食い」とか「気晴らし食い」に近いものである。

まず気分の波―落ち込んだり、イライラしたり―が先行し、それに対するはけ口として、空腹でないのに食べ物を食べてしまう、食べている間は嫌なことや落ち込んだ気分は、少し紛れているが、食べ終わると、やはり「食べ過ぎてしまったこと」は、先に述べた社会文化的な価値観の中では「よくないこと」であるから、気晴らしであったはずの、過食が結局はそれ自体がまたストレスになってしまう、という悪循環に陥る。

「拒食」と「過食」の差異

拒食というのは客観的な不利益―健康を損なうとか、患者さんのことを心配する周囲の人たちとの関係が険悪になるとか―は、あるものの、その人自身にとっては、体重や体型をコントロールすることによって、自分の存在価値を保っているわけであるから、それは「うまくいっている」ということになる。

しかし、過食の場合はもっと複雑である。「ヤケ食いパターン」の方はわずかながら、過食に対する「価値」―気晴らしになるという―は自覚しているかもしれないが、反動、リバウンドとして抑えに抑えた摂食が爆発して、食べ過ぎている場合には、少なくともその人の意識としては、過食には何の価値も感じられない。むしろ「やりたくないこと」である。

しかしやりたくないから、ということで我慢に我慢を重ねて食べないでいると、落ち着かなくなったり、イライラしたり、他のことが考えられなくなって、また爆発的に食べ、激しく後悔し、落ち込み、自暴自棄となる。

過食とはこのように、「やりたくないことが『癖』になっている」という状態である。

であるから、過食の状態になるとほとんどの人は「このままではまずい」と思う。過食を止め、食事をコントロールし、痩せたいと思う。実際にこのような思いから、過食に陥った人がどのような行動をとるかといえば、絶食したり、徹底的に少ない食事を摂ったり、思い出したように激しく運動したり、ということになる。

だが客観的に傍から見ていると、その程度、過食からの反動が急激であればあるほど、そのまた反動もまた強いものとなり、また過食してしまうことになる。

過食症の患者さんはよく「痩せなきゃ、と思うことがストレスとなって過食してしまう」という。摂食障害の心理を理解できない人にはこのことは意味不明である。

このように摂食障害には行動、症状としては「拒食」と「過食」があたかも反対のもののようにあるが、その根底にある心のあり方としては、自分自身の存在価値が「体重や体型をコントロールして痩せていなければ、自分の価値はどこにもない」という意味では同じである。

となれば、このような意味で「摂食障害」が「治る」とはどのようなことをいうのだろうか？　右記のような意味に従えば、「治る」、という場合には二つの「治る」がある。

ひとつには「症状が治る」こと。もうひとつには「このような心のあり方が治る」こと、である。

次に摂食障害の心のあり方、という面をさらに掘り下げて考えた上で、どのようにすれば治ったといえるのか。詳しく考えてみたい。

第二章　摂食障害の診断とその病態の意味するもの

第二章　摂食障害の診断とその病態の意味するもの

神経性無食欲症　Anorexia nervosa ─（AN─拒食症）─とは「意識的に」食べない、ということである

第一章で述べたように、神経性無食欲症でまず強調されねばならないことはその症状がその人自身の価値観によって、意識的に選択されているということである。

パニック発作 ─突然呼吸困難・動悸・めまい・吐き気・ふるえなどの、いわゆる「自律神経症状」が急速に起こり、5分から10分でピークに達する ─や、強迫症状 ─一方では意味がないと解っている考えや行動が、頭に浮かんで離れなかったり（強迫観念）、そうしないと安心できなかったり（強迫行為）する─、恐怖症状─特定の対象や状況が怖い─などのいわゆる神経症の症状、幻覚や妄想などの精神病の症状、意欲が出ない、気分が沈むなどの抑うつ症状などは患者さん自身が意識的にその症状を選んでいるわけではない。自分で選んではいないし、自分にとって嫌な症状、本来の自分ではない感覚の（「自我異質的」という）症状であるから、それがなくなって欲しいと患者さんは思う。

「拒食症」の診断基準

世界的に用いられているアメリカ精神医学会の診断基準（DSM-Ⅳ）（引用1）では神経性無食欲症は以下のように定義されている

A．年齢と身長に対する正常体重の最低限、またはそれ以上を維持することの拒否（期待される体重の85％以下の体重が続くような体重減少）

B．体重が不足している場合でも、体重が増えること、または肥満することに対する強い恐怖心

C．自分のからだの重さまたは体型を感じる感じ方の障害、自己評価に対する体重や体型

の過剰な影響、または低体重の重大さの否認
D．初潮後の女性の場合は、無月経、つまり月経周期が連続して少なくとも三回欠如する
（エストロゲンなどのホルモン投与後にのみ月経が起きている場合、その女性は無月経とみなされる）

結局、神経性無食欲症とは何かといわれれば「体重を減らすことに意識的に価値を見いだして食べない」ということに尽きる。食べない結果として体重が減少し、（成年期の女性なら）無月経になるのである。

そしてまた、「食べない」といっても、その理由が「お腹が痛いから食べない」とか「気分が落ち込んで食欲がないから食べない」という場合は当てはまらない。意識的に、というのは「食欲求以外の意味づけによって」食べない（ことを選ぶ）ということである。

それはその人にとって「価値のある」、自分がそうありたいと思う（「自我親和的」）状態である。

そもそも、人は何故ものを食べるのか？

そもそも、人間にとって「食べ物を食べる」ということはどういう意味を持つのだろうか。それは先にも述べたように、根本的にはまず生きるための栄養の供給、「フィード」として、ということである。

人間の新生児は、生まれたままの状態で置いておかれると死んでしまう、基本的に「早産」の状態で生まれる。生まれるとすぐに、魚類は補食行動を始めたり、鹿や牛などはしばらくすると自分で立って母親を求めて動いたりする。しかし、人間の新生児はこういうことができない。これは人間の脳が異常に発達しているせいである。

人間の新生児はもうこれ以上脳が大きくなると産道を通らないというぎりぎりのところで生まれるから、他の身体器官が十分に発達していないまま生まれざるを得ないのである。であるから人間は生まれるとすぐに、母親から全く一方的に、強制的に与えられた栄養を「飲み込まなければ」生きていくことができない。生物的な意味でも子供の生存は一方的な母親の保護、養育によって成立している。

新生児は当然、そのような事態を理解はしていない。なんだか解らない不快なもの―空腹―が突然現れてきたと思ったら、ぎゃあぎゃあ泣きわめく。そうするとなんだかわからないものがやってきて、しばらくするとその不快なものがなくなって、快適な状態になっていく。

新生児は「必要なものが足りない、欠けている」というような、「欠如」の認識を持つことができないから、なんだかわからないが、「空腹」という「不快なもの」がお腹に現れる、一方的な授乳によって空腹が満たされ満足すると、「満腹」という「快適な状態」がお腹に現れる、ととらえる。

言葉を持たない新生児は「不快」と「快」の存在というものが、繰り返される母親の適切な介入（子供が泣いているのを空腹のサインだと解釈し、授乳すること）の繰り返しによって、徐々に自分自身の中に突然現出する「不快」が、「自分はお腹がすいているのだ」「自分は母親の乳房から出てくる乳汁によって空腹を満たされているのだ」という、認識を獲得していく。

丸山によれば、人間を含めた動物は、まず自分の身体をもって自分と世界とを〝分け〟同時に世界によって身体を分節化され、対象を構成して生きているという。（引用2）

「動物は生存のために身体をもって有用なもの、無害なものと、無用のもの、有害なものを弁別」し、安全な道を選びとる。「この生存のための分節化は生物の〝種〟に応じた特有の形態を持つ」。丸山はこのような分節化を「身分け構造」と呼んでいる。

人間もまずこのように身体をもって外界を分節化するわけであるが、誕生したばかりの人間は放置されればこのような「身分け」すらできずに死んでしまう。誕生したばかりの人間は言葉としての機能を知らないまま、生理的な欲求を他者（母親）によって満たされ、〝身分けさせられて〟いくのである。そして、この子供は母親という社会的存在によって学習させられ言葉を獲得する。泣くということは空腹の信号であり、同時に〝今ここで泣く〟という行為によってしか生み出せない意味を創りだす。このような繰り返しの中で、母との間で交換されるサインが「言語」という、社会的な機能をもつ。

「食べるということ」の多重性

つまり、人間における「食欲求」というものは、生得的に備わっているものではなく、生物的な身体の上に、否応なくかぶせられた言葉という網によって、獲得されたときにはすでに社会的、文化的な欲望となっている。

生物としての〝摂食欲求〟は充足されるが、欲望としての食欲はまさに〝言葉を持つゆえに〝永久に充足されることはない。

人間は食欲求の上に、言語によって様々な意味の網をかぶせそれを追い求める。それは「食べるということは寂しさを消し去るもの」であったり、「食べないことは勝利」であったり、また「痩せる（食べない）ことによってしか自分は存在できない」ということだったりする。

しかし一旦、他者によって秩序づけられた人間の身体から、生理的食欲求を完全に消し去ることはできない。身体が食物を取り入れ、咀嚼し、飲み込むとき、生理的欲求の充足としての食の意味と、言葉、思考によって創りだされた食欲求以外の意味づけをされた食の意味とが同時に身体に押し寄せる。

食欲求から離れた「食べることの意味」が、拒食や過食を生み出す

このような典型的なパターンの摂食障害では、初めから「たくさん食べ物を食べたい」という人はまずいない。先に述べたような自分自身の価値を作り出し、保つために、社会文化的に「正しい」答え、「痩せ続けている」ことを求める。

しかし、それが「普通のダイエット」と違うのは、痩せたことそのものが、「本当には、求めているものを与えてくれない」という、ある種の「空振り」性にある。

痩せても痩せても、本当に自分の求めるもの―自分自身の存在価値―は本当には満たされていない、と感じるからこそ、「もっと痩せなくては」と焦り、さらに激しいダイエットとなり、結果、最後にはリバウンドして、コントロールのつかない「過食」となる。

普通のダイエットでは、周囲の家族や友達や異性のパートナーなどから「痩せ過ぎじゃない?」といわれると、「そうかなあ。そうかもしれないな」と思う。

病的な拒食は、周囲の者の評価とその人自身との間の、「痩せている」ということに対する「解釈」がどんどんずれていく。周りの者が心配して「痩せ過ぎ」と告げても、それを受け入れない。そうなって初めて、周りの者は「普通のダイエットと何か違う」と気づく。

拒食の状態にあっては、「周囲の人たちとの共感や合意に基づくダイエット」という意味はなくなっている。患者さんにとっては「人がどう思うか、人にどう見えているか」というようなことはあまり重要でなく、「自分自身一人にとって、痩せていることが重要だ」ということになるのである。

「他者」の不在

その出発点において、「正しく社会文化的な価値に反応した」はずの「ダイエット」が、社会も文化も、「他者」も排除した、全く他者のいない世界、自分一人だけの世界での価値観に変質している。この異様な孤独（孤立）の状態は、患者さんの周囲にいる人は痛感することだと思うが、患者さん本人も自分自身のこのような一種異様な「孤独」を感じていることが多い。

しかし、その時点で患者さんにできる行動は、果てしなく、どこまでも、「終わりなきダイエット」を続け、身体の健康や生命を危険にさらすまで痩せ続けるか、どこかで抑えに抑えた摂食が爆発して、過食となるか―このような文脈においては「過食」は、痩せ続ける状態よりも、生きるための、より健康的な身体の反応ということになる―しか、なくなっているのである。

「過食症」の診断基準

神経性大食症（過食症）は、先のＤＳＭ‐Ⅳでは以下のように定義されている。

A. むちゃ食いのエピソードの繰り返し、むちゃ食いのエピソードは以下の二つによって特徴づけられる。（1） 他とはっきり区別される時間の間に（例：一日の何時でも二時間以内）ほとんどの人が同じような時間に同じような環境で食べる量よりも明らかに多い食物を食べること。（2） そのエピソードの間は、食べることを制御できないという感覚（例：食べるのを止めることができない、または何をどれほど多く食べているかを制御できないという感じ）。

B. 体重の増加を防ぐために不適切な代償行為を繰り返す、例えば自己誘発性嘔吐：下剤、利尿剤、浣腸、またはその他の薬剤の誤った使用：絶食：または過激な運動）

C. むちゃ食い及び不適切な代償行為はともに平均して、少なくとも3か月にわたって週2回起こっている

D. 自己評価は、体型及び体重の影響を過剰に受けている

E. 障害は神経性無食欲症のエピソード期間中にのみ起こるものではない

先ほどから述べている摂食障害の「行動の背景にある心理」—体重や体型をコントロールし、痩せていなければ自分自身の存在価値はない—、そして、その破綻としての過食という行動、という文脈を理解していないと、上記の診断基準は意味が解りにくいと思われる。なお、右記診断基準のEは、結局、体重が期待される健康的な体重の85％以下であれば、過食症とは実質的に診断され得ない、ということを示している。

「過食」はあってはならないこと

過食の状態となれば、心理的に全くの孤独、というような状態は本質的には変わらないのであるが、拒食の時のような意味での「自分で選んだ症状」ではないので、他の精神症状のように、「自我異質的」であり、患者さんは「過食をなくしたい」と思う。

そのためには病院を受診したり、治療を受けたりすることもかまわない、そうしたい、と「治療意欲」が出ることも珍しくはない（過食の状態になっても、「治療なんか受けたくない」という人ももちろんいるが）。

しかしこの場合、先に述べた二つの意味で「治りたいと思っているのか」が問題となる。症状がなくなる、という意味でよくなりたいのか。またその背景にある「心のあり方」という意味で治りたいのか。

拒食の人の場合でも、症状レベルで「これはこのまま痩せ続けたらまずい」とか、「いくら何でも痩せすぎだからなんとかしなきゃ」という人はいる。そしてさらに、「そのためには、自分自身の心のあり方が変わらないとダメなんだ」と二つの意味で「治らなくてはいけない」という認識を持っている人もいる。

しかし、過食のない拒食の状態でこういう認識に至る人は少ない。いても病気の経過が長くなり、結果的に、拒食によっていろいろなもの—周囲の人との良好な人間関係とか、健康とか、社会的な立場とか—を失ってつらい経験をした後に、このような認識に至ることが多い。つまり、拒食の状態となってすぐにこのような認識に至る人はまれである。拒食によって得られる、得られるであろう「自分自身の存在価値」を求め、実際に痩せている状態では、自分の価値を保っている、ということになるから、それを維持したい、それしか道はない、と思いがちである。

そのような状態で患者さんのことを「心配」して、治そうとする家族や医療者は「自分の存在価値を奪う」迫害的な他者として、患者さんの目には映ってしまうことも多い。これに対して過食の状態は、少なくとも症状レベルで、過食をずっと続けていたい、という人はまれであるから、「過食がない状態」という意味で「治りたい」と思っている場合が多い。

実際の治療に際しては、この違いは大きいので、治療する側はこの点に留意する必要があるが、患者さんの方も最終的、根本的には、「心のあり方」という意味で「治る」ことが求められるわけで、そういう意味では「摂食障害という事態」の中に本当の解決はない、自分自身の価値は「摂食障害」という事態の外にある、という認識を持つことがいずれは必要となる。

実際に治療を行う場合、あるいは自分が患者として治療を受ける場合、家族が摂食障害ではないかと心配になったとき、どうすればいいのか。

次章では、拒食症の状態の時の症状とその対処、つまり「治る」ことの一つの意味である症状の治療と、もう一つの心のあり方の治療について詳しく述べ、次に過食の状態に対する症状の治療、心のあり方の治療―これは本質的には拒食症のそれと違うものではない―に分けて説明してみたい。

引用1　American Psychiatric Association、Diagnostic and Statistical Manual of Mental Disorders DSM-IV-TR Fourth Edition、American Psychiatric Publishing, Inc.; 4th edition、June 2000（高橋三郎ら訳、「DSM-IV-TR 精神疾患の分類と診断の手引」、医学書院 新訂版版．2003）

引用2　丸山圭三郎：生命と過剰，河出書房新社，東京，162-179,1987

第三章　神経性無食欲症（拒食症）の治療

第三章　神経性無食欲症（拒食症）の治療

本当に「拒食症」？

過食のない拒食症の状態にある人が、自分の意思で医療機関を受診する、ということは、ないことではないが、珍しい。

あるとき、娘が「ダイエットしなきゃ！」と言い出して、運動したり、野菜や鶏肉しか食べなくなったりした。初めのうちはお母さんも、それに協力して食事を作ったりしていたが、ある一定の限度を超えたところで、明らかに痩せ過ぎに見えたので、心配していることを伝えた。が、それでも本人は意に介さず、それまで以上に厳しい食事制限や運動を続けた…。

その結果、本人はいやいやながら、心配した周囲の人に連れてこられる、という形で受診することが多い。受診する際、始めから心療内科や精神科を受診することもあるが、身体的な症状にあわせて、内科や婦人科、小児科などを受診することも多い。

患者さん本人が「痩せ続けなければ自分の価値がない」と自覚していても、それを進んで言語的に説明することはまれである。だから、医療機関も「食欲がない」ことの原因として、消化器の異常がないか調べたり、生理が止まっている場合無月経の検査をしたりすることが多い。このような検査をすることは必要なことだし、時にはそれで異常が見つかることもある。だが、「何故ある時点から食事量が減り、体重が減ったのか」という原因や理由はわからないから、痩せを起こし得るいろいろな身体的理由が否定された場合、「摂食障害ではないか」という懸念から、心療内科、精神科に紹介されてくるわけである。

先に私は摂食障害の心理の本質として「痩せ続けることにしか自分自身の存在価値を保つことができないと感じている」ということをあげたが、これは実際に臨床現場で、この言葉どおりに患者さん本人から語られるわけではない。また患者さん自身、このことを言葉どおりに意識しているとも限らない。患者さんが実際に語るのは、「なんだかわからないけど、体重が減っても減っても、1kgでも増えれば不安でじっとしていられない」「自分も周りがいうほどじゃないけど痩せ過ぎだとは思うし、もうちょっと増やしたいとは思うけど、食べようと思っても、食べられない」などである。

周囲の家族や、身体科の先生方から「この人は摂食障害なんでしょうか？　違うんでしょうか？」と初診の時に聞かれることは多いのだが、その答えは「解らない」である。

摂食障害の本質や原因が結果としての食行動や、体重、栄養状態、身体症状によって診断されるのではなく、先に述べた「心のあり方」ということで原因論的には診断されるのなら、客観的な検査などでは証明され得ない。

ただこのような局面で一番大事なのは、（いずれ、それは問題になるかもしれないが）「本当に拒食症か、そうではないか」ということよりも、今この場で起きている、患者さんの状態—真の原因は解らないが、食事が摂れず、体重が減りすぎ、身体に悪影響が出ている、というような—にどう対処することが適切か、ということである。

このような状態で、私の診察を初めて受けた患者さんと家族（多くの場合、母親）とが、目の前で「あなたは拒食症だ」「違う」と口論を始めることも珍しくない。患者さんの痩せが強くなっていくに従って、このような口論が家でも繰り広げられているのだろうなと想像するばかりである。

このような局面で治療的に大事なことは、本質的に拒食症か否か、の審判を下すことよりも、関係者の共有できる価値を探す、ということである。

「何故そうなったのか」という前に、「今どうしたらいいか」「これからどうしたらいいか」をまず決めることである。具体的には私は、拒食症ではないか、という人が初めて受診したときは以下のように対処している。

困っていることを明らかにする

まず、患者さんに「あなた自身が困っていることは何ですか?」と聞いてみる。患者さんの意思でなく、「連れてこられた」場合でも、少なくとも自分の意に反して連れてこられたこと自体「困ること」のはずである。

困っていることがある場合には、症状に困っている場合と、状況（関係）に困っている場合がほとんどで、この両方も珍しくない。困っていないといった場合には、客観的には

「困っていることを自覚していない」ということである。「何も困っていないのに、無理に連れてこられて困ったねえ」となる。

症状に困っている場合、特に多いのが（気温に比して）「寒い」、「だるい」、というもので、こういう自覚症状を感じているということは神経性無食欲症という事態の「ネガティブな意味」を自覚しているということになる。

この神経性無食欲症という事態の「ネガティブな意味」と「ポジティブな意味」との両方を、患者さんと家族に明確に提示すること、私はこれをこの病気に関するインフォームド・コンセントとして、重視している。

目の前にいる初めて診る患者さんが、「心のあり方」という意味で本質的に拒食症であると決めつけることはできない。証明もできない。患者さん本人にも解らないかもしれない。目の前にいる人がそうかどうかは証明できないが、そういう事態（拒食症）はあり得る、ということを私はまず説明する。

「一般論として、摂食障害といった場合は」といい、一般的に認められていることを説明する。それは先に述べたとおり、前提として「痩せていることはいいことだ」という文化的基盤があること、普通のダイエットと摂食障害との違いは「心のあり方」によって決まること、それが治るということは症状レベルと心のあり方の二つのレベルがあること、などである。

つまり、摂食障害の「ポジティブな意味」とは、「自分自身の存在価値」を保つ、ということにある。

ポジティブな意味、に関しては、患者さんが自覚していて、積極的に自分から表現する場合、自覚しているけれども自分からは表現しない場合、意識的には自覚していない場合がある。

「ダイエットしようと思って」「何kg痩せたいな、と思って」など、自分から表現する場合、社会文化的な価値観に「正しく」合致した理由が述べられる。自分から表現しない場合、「意識的に痩せようと思って、痩せたわけではないとしても、痩せて、結果的に何か良いことはなかったんですか?」と聞いてみる。「よくあるのはね、着たい服が着られるようになったとか、身体が軽くなって動きやすくなった、っていうような人は多いんですけどね」というように。

拒食の状態になっているとき、心配のあまり、このような（たとえ、それがかりそめの解決であったとしても）拒食のポジティブな意味を全く理解していない家族の人は多いから、「拒食の状態で客観的には失うものは多いが、それによって自分自身の存在価値を保っているという意味もあるんだ」という認識を持つことは、症状を挟んで対立している患者さんと周囲の人達にとって、これからの治療の礎として共通の基盤を持つ、という意味は大きい。

患者さんは、生きる価値のために「痩せていたい」のであって、決して「痩せた結果死んでしまいたい」と思っているわけではない、ということである。

本質的には心のあり方が変わらなければ、治ったとはいえないし、目の前にいる患者さんの痩せ過ぎてしまっている理由はその場では証明できないが、とりあえずは、「痩せ過ぎて身体に異常が出ている」とか「痩せ過ぎて死んでしまった」というようなことはあってはならないし、誰もそんなことは望んでいないということを確認するのは大事だ。

そして、原因がなんであろうと症状的に栄養が足りない状態がどの程度なのか、把握することは重要である。

「痩せる」ということは栄養学的には何を意味しているか

原因がなんであろうと、「痩せる」ということは、どんな場合でも「摂っている栄養」よりも「使っているエネルギー」の方が多い、ということである。摂っている栄養よりも多くエネルギーを消費すれば、初めは脂肪が燃やされ、脂肪がなくなると今度は筋肉が燃やされる。肥るというのはこの反対である。

体重を決めている要素はいろいろあるが、単純に考えればこのプラスマイナスの収支によって、体重は決まる。

これに加えて、体重を決める大きな第三の要素としては「代謝率」がある。摂った栄養を「どれくらいのスピードで燃やすか」という「回転率」である。代謝が速ければ、入ってきた栄養をどんどん燃やす。燃やすということはエネルギーとして消費され、体重として「備蓄」されない。代謝が遅くなれば、ちょっとしか摂っていなくても栄養が燃やされず、体重として増えやすくなる。単純化して考えれば、体重は「摂取している栄養」「代謝率」「消費するエネルギー」によって決定される。

体重が減り続けると、人間の身体はそれに反応して、どんどん燃やすと燃やすものがなくなってしまうから、燃やさないような状態に次第に変わっていく。それが「代謝率が下がる」ということである。ちょっとしか栄養を摂っていなくても、できるだけ燃やさないようにする。逆にどんどん体重が増え続けると、どんどん燃やすようになり、代謝が上がる。

「普通のダイエット」でも、あるところまでは、順調に減っていっても、あるところで急に体重が減りにくくなることがある。これは減り続ける体重の変化に身体が順応して代謝が下がった結果である。

体重が減り続ける、ということは、このようにして身体に変化を起こす。「低栄養」「低体重」「低代謝」となって様々な（良くない）変化をもたらす。

減りすぎた体重、足りない栄養、低くなりすぎた代謝、これらの影響はどのような形で認められるだろうか。その程度をはかる目安は何か。

それは「体重」「自覚症状」「検査の結果」に現れる。

拒食症における身体症状とその程度

1　体重

まず、第一に基準となるのは体重である。どの程度体重が減っているか、ということはその人の身体状態を評価する上で大きな指標となる。どんな人間でも、その身長によって「健康的」とされる「標準体重」が決まる。標準体重は年齢によっても影響を受けるが、15歳以上では身長から割り出される。

日本で昔からよく使われてきた標準体重は

Broca（ブローカ）の標準体重（〔身長(cm)-100〕×0.9(kg)）である（身長150cm以上の場合）。

身長から計算したこの数値と比べて、減り始める前の体重の方が少なければ医学的にはもともと「痩せ気味」ということであり、多ければ肥り気味であるということだ。先に述べたようにこの標準体重は若い女性にとってはほとんど「多すぎる」と感じられるようである。

欧米で用いられ、最近は日本でもよく用いられる標準体重に

Body Mass Index［BMI　ボディ・マス・インデックス　体重(kg)÷｛身長(m)×身長(m)｝］の22［身長(m)×身長(m)×22］というものもある。

医学的にはＢＭＩ22がもっとも健康的とされているが、これは普通の範囲の身長の人だとBrocaの標準体重よりももっと重い。ＢＭＩでは18～１７．５以下だと痩せ過ぎとされることが多い。

私はBrocaの標準体重の90～１００％、ＢＭＩの22を計算して患者さんに示し、減り始める直前の体重と比べることをまず始めにする。そして、この三つ（といっても普通はBrocaの90％と減り始める直前の体重との比較になる）の中で一番少ない体重を「その人の１００％の体重」と決める。ただし、減り始める前の体重があまりにも少ない人は、ちょっと減っただけでも事態は深刻になるから、その点は留意が必要である。

体重の減少の度合いがどの程度深刻なのか、数値的にみると、大まかにいってだいたい三段階で深刻度を設定できる。それはその人の１００％の体重に対して、今の体重が85％

以下か、75％以下か、65％以下か、である。

期待される（健康的な標準）体重の85％以下、というのは先に述べた拒食症の診断基準にもあったように、それ以下の体重であれば、医学的にみて「病的に痩せている」ということになる。逆にいうと、85％以上であれば痩せてはいても、それは病的ではない、ということである。

75％以下になると、入院していなくてはいけないような身体的合併症が発生する頻度が高まる、といわれている。拒食症の状態の場合、生命的に最も危険なのは「心停止」である。これは拒食症の人の死亡原因の第一位であり、他の理由より抜きん出て多い。先に述べたように低代謝の結果徐脈となっているところに、負担がかかり、心臓が止まってしまうものであり、一旦止まると救命はほとんど不可能である。

次に危険なのが「低血糖による意識消失、昏睡」である。通常、人間の血糖値は夜就寝した場合夜中から夜明けにかけて最低値となるため、この頃昏睡になると気がつかないこともある。このような合併症が起こる危険が高くなるため、入院して状態を常に観察すること、計算して栄養管理をすること、入院によって安静を保ちエネルギーの消費を抑えること、などが求められる。後述するが、もちろん入院していなくてはできない身体的、精神的治療を行うという意味もある。

65％以下になると生命の危険がさらに増しており、入院した上でさらに厳重な栄養管理を要する。このくらいの痩せになると、いきなりどんどん栄養を入れるということ自体、身体に負担がかかるために、エネルギー消費を抑えた上で、多すぎない栄養を徐々に補給していく必要がある。口から食物として栄養を摂ることが難しい場合は点滴や経管（栄養を補給する管を胃や腸などに通して栄養を入れる）により、栄養を入れる一方で、経口的に食事が少し摂れたら、その分点滴や経管の栄養を減らしていく、というような管理が必要である。

2　自覚症状

自覚症状で最も多いのは「寒さ」に対する感覚である。これは低代謝の結果低体温となり、秋や冬になると、外気が下がってきても、代謝が低いために（同じ体温を保つにも外気が寒い方が多くのエネルギーを消費する）体温が上がらず、普通に感じる以上に寒く感じる、ということである。

次によく認められる自覚症状は「だるさ（倦怠感）」である。これには低栄養による肝機能障害や血糖値の低下などが背景にあることもあるし、これもよく認められる症状である「不眠」の結果ということもある。夜間は血糖値が下がるために、ある程度以上の痩せがあると、必ず眠りは浅くなる。

痩せていないと自分の価値が保てない、という心のあり方によって、食事や体重、体型に過度にとらわれる、ということもあるのだが、ある程度以上身体的に痩せた結果として、心理的に落ち着かない、いらいらする、じっとしていられない、というような不安、焦燥的な心理状態がさらに悪化することもある。このような気分の不安定さは体重が元に戻るだけでかなり改善する（「心のあり方」という意味とは別に）。

女性の場合、低体重となると生理が止まることがほとんどである。この無月経に関しては、体重が戻ってもなかなか再開しないことが珍しくなく、ある程度体重が回復したところで、無月経の婦人科的治療を行うことが推奨されている。

3　検査の結果

様々な検査結果は患者さんの「低体重、低栄養、低代謝」の程度を示す。最も重要なものは心電図で認められる、低代謝からくる徐脈である。心拍数は60～100が正常であるが、代謝が下がった結果、徐脈となり、心拍数が少なければ少ないほど重症である。重症例では心拍数が40以下のこともある。

心電図上の異常はこの洞性徐脈と低カリウム血症からくる低T波（心電図の波形上の変化）以外見られないことが多いが、アメリカ精神医学会も指摘しているように、心電図上全く異常がなくても心停止をきたすことはある、といわれている（引用1）。

血液検査において重要なのは赤血球数（ヘモグロビン値）、甲状腺ホルモン値、肝機能、コレステロール値、電解質、血糖値、血中タンパク質濃度などである。

身体に酸素を運ぶ赤血球が少なくなることを「貧血」というが、この度合いを反映する赤血球数、ヘモグロビン（赤血球の元になっている鉄分）値と電解質は脱水の影響から見かけ上高度の異常を示さないこともある。赤血球の他に細菌などの感染を防御する細胞である「白血球」と、出血を止める機能を持つ「血小板」もすべて低栄養から低値になっている場合「汎血球減少」といわれる。

甲状腺ホルモンは人間の代謝のスピードを調節している。甲状腺ホルモンがどんどん出れば、摂取した栄養をどんどん燃やす。低体重が進んでくると、燃やさないように甲状腺ホルモン値は低値となる。したがって心電図上の徐脈と並んで、低代謝の指標となる。

肝機能障害は、低栄養の状態が続くと軽度異常の期間を経た後一気に重症化し、肝不全の状態を呈する。肝臓の細胞にある酵素の数値が上がってくるのだが、重症化した後からしか上がってこないので、上がっていない状態でも異常がないとは言い切れない。

コレステロール値は比較的短期間に体重減少した例では低値ではなく、高値のことの方が多い。これは低代謝の結果、コレステロールだけが「燃え残って」高値になっているものので、よくある「栄養の摂りすぎ」で上がっている場合とは全く意味が異なる。この値はさらに重症度が増したり、低代謝の状態が慢性化していると徐々に低下してくる。このあたりは拒食症の人の検査値を「読み慣れた」医療者でないと解読が難しいところである。

電解質、血糖値は当然低値になるが、私の経験でいえばカリウム値なら3.0以下、血糖値なら55以下であった場合、心停止を含めた循環器系の障害、低血糖による意識障害など直接生命予後を左右する合併症が起こる可能性があり、これらの予防と治療のため入院の必要がある。

血液中のタンパクの値は、低栄養の結果低値になっても高度にならないことが多い。これは血管内のタンパク濃度が低くなると、血管（血液）の中にある水分が血管の外に出て行き、タンパクの濃度を見かけ上保とうとするからである。血管の外に出た水分というのは、身体の表面に出ればそれは「むくみ」として現れる。

他の検査で解ることは画像診断で胸水、腹水、脳萎縮などがある。CTやMRIといった画像診断や超音波で肺や腹腔（お腹の中で内臓が入っているスペース）をみてみると、溜まっているはずのない水（肺だと胸水、腹だと腹水）が溜まっていることがある。これも血管内の水分が血管の外で身体の内側に溜まった結果である。胸水、腹水が認められるのもかなり痩せがひどい場合である。

頭部のCTやMRIで大脳皮質が縮んで（萎縮）いることもある。以上のような変化は、低栄養、低代謝、低体重の状態が改善されればすべて元に戻るとされている。逆にいうと、このような全身状態が改善されない限りは、対症療法的な治療をしても意味がないか、あるいはもっと身体に悪いこともある。例えば、低代謝の結果徐脈や甲状腺ホルモン値が下がっている人に、脈を速くする薬や甲状腺ホルモンを飲ませたりするのは有害である。

ありのままを提示する

このようなことを「患者さんの目の前で、その場で」計算してみせたり、データを見せながら説明することはとても大事である。当たり前のことだが、患者さんに嘘をついてはいけない。そんなに程度がひどくないのに「死ぬかもしれない」と脅かしたり、重篤なのに「大丈夫でしょう」などといったりするのは論外だ。

これらの程度が本当にひどくなければ、そのまま「まだ多少余裕がある」と患者さんに伝える。このようなことが結局、拒食症の人の苦悩の本質的な解決への糸口になる。

前述のように「死にたいから食べない」というのであれば、それは本来的な意味での「摂食障害」ではない。「生きるために食べない」のが、摂食障害の本質であり、本当に死んでしまうことなど、患者さん本人も望んではいない。

症状的にも、体重的にも、「治った」「１００％の体重」ということでなくとも、今よりも少しでもいい状態になれば、一歩前進である。これが患者さん本人も、家族の人も、私たち医療者も共通して持てる、一致点、治療の開始地点となるはずである。

心のあり方、という意味で本質的には自分自身が変わらなくてはいけない、というところまで至っていない人であっても、痩せていることによってしか自分自身の存在価値を保てないということを続けるためには、まず死なないで生きていることが前提である。そこから始めることが重要だ。

症状を挟んで対話する

本質的な意味で心のあり方を変えてしまい、いくら食事を食べても平気にする、というような意味で有効な治療はない。過食のない拒食の状態を生きている人にとって、痩せ続けることは自分自身の存在価値を守ることであり、それを邪魔する者は「迫害的な他者」である。かといって、生きる価値のために痩せていなくてはいけないのだから、死んでしまうことなど望んでいない。また身体が悪くなりすぎて、生きてはいるけれど入院し続けなければいけない、ということなども望んではいないだろう。そこの部分でしかまずは患者さんと医者はつながることができない。

大学病院で、大学病院の病棟という装置を背中に背負って働いていた頃、私の外来には上記のような意味で、身体症状は深刻で生命の危険があり、かつ「心のあり方」という意味では、痩せ続けなければ生きる価値がないと信じている人たちが、病院の中や外からどんどん紹介されてきていた。

私は身体的に重症な人にはそのとおり伝えた。そして心のあり方、という意味では治らないにしても、「死なないために」「死ぬ心配がなくなる程度になるために」入院することを勧めた。私の言っていることを理解して自ら入院する、と言った患者さんはたくさんいた。

今日このまま帰ったら生命の危険があると伝えても、絶対に入院に同意しない人もいた。そうなると精神科医は、「医療法」の趣旨に乗っ取って「本人が治療に同意していないから、治療ができない」と考えるか、精神科治療に関する別の法律である「精神保健および精神障害者福祉に関する法律」に基づいて、その人が自分自身の生命や健康を守る、という意味で正常な判断力が失われている、「精神病と同じ状態」だと判断して、患者さん本人の意思と無関係に、専門医の診断と（法律上規定された）保護者の同意で強制的に入院してもらい治療をする状態だと判断するか、どちらかを選択することを迫られる。

後者の場合を「医療保護入院」というのだが、できればこのような入院は避けるべきである。ただ、そのまま放置して死んでしまうよりはましだ、というにすぎない。しかし、それでも死なないことは重要である。

医療保護入院であっても、何故そうする必要があったのか、医師としてそれがどうしても必要であったことを説明すれば、その場では納得しなくても、ほとんどの患者さんは解ってくれる。死んでしまうとその機会さえなくなる。だから私はそのような局面では、「患者さんのためを思って」というよりは（結果的にはそうなのだが）、「自分の職責を果たすため」に精神科医としての判断をしたということになる。そしてほとんどの患者さんはそのことを理解してくれた。

患者さんと医者（私）はその症状によってこそ、つながっているのであり、そこをみないようにして、いきなり「心のあり方」を取り上げても無駄である。まず症状を巡って、患者さんと関係を持つしかない。

それが入院するくらい切迫しているのであれば、入院して入院でしかできない治療をするしかないし、入院するほどではないとすれば、外来で時々身体の状態が大丈夫かチェックすることによって患者さんとつながりを持つ。

つまり、過食のない拒食の状態の人の入院治療というものは、もっぱら「身体的な治療のために入院した方がいいか、入院しないと危険か」で決めるべきであって、「心のあり方を変える」という意味で入院させるべきではないのだ。

「心のあり方」を変える、という意味では「こうすれば変わる」という有効な方法はないのである。

症状を巡り、また身体治療を通じて治療関係性を作る

食事摂取が十分でない結果、低栄養、低体重になっている、ということに対する患者さ

んや家族、医療者の思惑は様々であるにせよ、その状態をなんとかしなくてはいけない、このままではまずい、どうしたらいいのか、というようなことでそれぞれの関係者が関わる。

そこから共有できる価値観を形成していき、痩せていなくては自分自身の存在価値を保つことができないのだ、という患者さんの認識が「変容」し、最終的には、自分自身の存在価値が体重や体型をコントロールするということ以外に見いだせるようになり、やがては食事を摂ること、体重が回復すること、健康な体重になることを受け入れられるようになる。それが治療の目標である。

身体的な治療を行いながら、「結局は自分自身の価値観が変わって、健康な体重を受け入れられるようにならなくてはダメなんだ」という治療への真のモチベーションを患者さんが持てるように、医療者は関与していく。身体的な治療にはそのような重要な意味もある。

心のあり方が変わる、というがそれは結局、自分の人生において体重や体型をコントロールし続けることにすべてを費やし、他の様々なもの—それは身体的な健康であったり、良好な人間関係であったり、社会的な立場であったり―を犠牲にしている、というスタイルから変わり、自分にとって意味の感じられる生き方を創造していくこと、どんなことに価値を見いだし、何を選択して生きていくか、ということを決めることを意味する。

それは必ずしも、摂食障害であるかどうか、病気か健康か、またそれを意識して選択しているかどうかに限らず、生きていく上で必要なことである。意識的にそれをしている、という感覚はないにせよ、人は何かを選んで生きていかざるを得ない。

医療者は患者さんを治療する、ということを自らの価値観として選択した結果、患者さんに対峙しているのであり、その患者さんが困っている状況に対してどう治療的介入をしていけばいいかを検討する。

身体的な治療を先に述べたような適応基準に従って入院で治療をする、となった場合、どのような基準で入院目標を設定すればいいか。入院してそのような目標を達成するためにどのような治療をするか、入院でしかできない特別な（身体的）治療とは何か、を以下に解説していきたい。

神経性無食欲症（拒食症）の入院治療

過食のない拒食の状態で入院治療が必要とされるとき、その目標は当然入院しなくても、自分自身の健康が保てる程度には栄養が摂れるようになる、ある程度体重を保っていられる、ということになる。

そこで指標となるのは、先に述べた「体重」「検査値」「自覚症状」である。

具体的には先に述べたように、期待される標準体重の75％以上を保つ、という意味で目標となる体重は決められる。

例えば、発症前身長１５７㎝で体重が47㎏だった人が、過食のない拒食の状態となり、32㎏になった時点で入院すると決めたとしよう。

１５７㎝のBrocaの標準体重は５１．３㎏、これの90％〜１１０％は４６．１７㎏〜５６．４３㎏である。発症前体重とBrocaの標準体重の90％を比べると後者の方が少ないから、これをこの人の「１００％の体重」とする。

そうすると、その75％は３４．６３㎏であるから、入院時の目標体重は35㎏とする。このように体重の減少の度合いが75％以上に減っていないときには、体重という面からみた入院適応はない（もちろん、体重以外の高度の身体的異常があれば別である）。

「32 kgから35 kgへ、たった3 kgか」と思われる方もいるかもしれないが、この数キロの差はとても大きいし、また同じ「35 kg」でもどういう過程での35 kgなのか、ということでも意味は変わってくる。

体重がどんどん減っていっている状態で35 kgになっている、という時には同じ状態が続くとさらにそれは減少する可能性がある。実際、先の例で32 kgで入院し、35 kgを目標にしていても、入院した後しばらくはさらに体重が下がり、30 kgくらいになって下げ止まり、そこから徐々に増え出す、というようなことはよくある。このように体重も減少傾向にあるときの35 kgと下げ止まって増加しているときの35 kgでは臨床的には意味が全然違う。

検査データでいえば徐脈とか、貧血とか、甲状腺ホルモンの低値とかいったものは、もちろん患者さん自身で操作できるものではないから、栄養状態が改善した結果、改善するのをみる、ということになる。自覚症状も同様である。

身体状態を改善する方法

栄養状態や体重を決めているのは「摂取している栄養」「代謝率」「消費するエネルギー」であるから、摂取する栄養を増やし、消費するエネルギーを減らすことによって、栄養状態は改善し、体重は増加する。「代謝率」が上がるのは摂取する栄養が消費するエネルギーを上回っている、ということの結果である。

少し専門的な話になるが、この「上回った状態」を保つためにどの程度の栄養をその人に入れればいいか、これを先の例で考えてみよう。

摂取エネルギーの設定

人間が安静にして寝ている状態で使う最低限の熱量を基礎代謝量（Basic metabolic rate：BMR）という。何もせず一日中寝ていて消費する最低限の消費エネルギーである。

これに対して、基礎代謝量に加えて日常生活で使うエネルギーの必要量、これは当然活動度によって変化するが、これをエネルギー所要量（Energy demand：ED）という。

先の32kgで入院してきた人が35kgを目標とする場合、代謝率を普通と仮定して計算式に当てはめる。（係数は年齢が変わるが、ここでは20歳以上で計算）

基礎代謝量＝32kg×23.6（係数）＝755.2Kcal

エネルギー所要量＝32kg×38（係数）＝1216Kcal

つまり、入院して日中も安静にした状態で、755から1216Kcalの間の栄養を摂取していれば、栄養状態は改善し、体重は減ることはない。

体重が減少することがないことを確かめたら、徐々に摂取カロリーを増やしていき、35kgを維持するエネルギー所要量、1330Kcalを目指す。栄養摂取、という意味では、これが入院において達成すべき目標である。

経口的にこの栄養すべてが摂れないときには点滴や経管栄養で補いながら、経口摂取量を徐々に増やしていく。

例えば、900Kcalを一日の目標として立てたが、食事として摂れない、となったら、700Kcalを点滴（点滴といっても、腕からするような点滴でなく、カテーテルを心臓の近くの大きい血管まで通して行う「中心静脈栄養」という方法）で入れ、200Kcalを経口的に摂れるようにする。経口で300Kcal摂れるようになったら、点滴を600Kcalに減らす、といった具合である。

栄養状態が悪いときに速く改善しようとするあまり、急速に非経口的に栄養補給をすると身体に負担がかかるので、徐々にやらざるを得ない。私の経験から言うと、どんな体重の人でも上記のような特別な点滴から1000Kcal以上の栄養を入れると栄養を吸収しきれずに、肝臓の酵素の数値が急に上昇したりすることが多い（Overload　栄養の過負荷という）。

入院におけるインテンシブな心理療法

医療者は、まず症状を介し患者さん・家族と出会う。初めこの両者を結びつけるものは、症状だけである。そこから患者の本質的問題—すなわち「神経性無食欲症」によってしか得られないなにものかがあると信じていることの本当の問題—に切り込んでいくしかない。

そして、入院患者をサポートする際には「死ぬ危険がないくらいに良くなること」「自分のしたいことができるようになる、入院しないでいいようになること」を目標にしなければならない。

患者さんにとって、痩せていなくては自分自身の存在価値を保てない、ということは、自分に向けられた価値観であり、全く孤独な世界である。

そのような意味でかれらに「他者」はいない。他者は「必要のない」ものであり、治療者はその出会いのときから「余計なことをする嫌な人」なのである。

私と一緒に神経性無食欲症の入院治療をしていたカウンセラーが、その事例を学会で発表したとき、締めくくりでこういうことをいっていた。

「入院を余儀なくされていたクライアント（患者）にとってセラピスト（治療者）は、はじめ『自分の意志でカウンセリングを行う相手』というよりは、むしろ『強制的に会わされる人』『どうしても会わなければならない人』という意味合いが強かったのではないかと思われ、その意味ではセラピストはクライアントにとって『症状』のようであり、『食べたくない食べ物』のようでもあり、無理に自分に進入し、受け入れることを強要してく

る存在であったのかも知れません。」（引用2）

「患者さんにとって」治療者とは、治療開始当初、あるいはしばらくの間、ひょっとしたらずっと、こんな存在なのである。

　このような関係性の中で治療関係を構築するのであるから、治療者は当然「困る」。しかし、この「困る」ということが、実は患者さんが治る上で重要なのである。

　患者さんも「入院なんかさせられて」か、「好きなこともできなくて」か、「身体の調子が悪くて」か、何かしら困っている。

　何故そこまで体重や体型をコントロールすることにとらわれてしまうのか、自分自身の存在価値とは何か、何を選びどう生きていけばいいのか。

　心理療法的に介入をしようにも、患者さんは不機嫌そうに押し黙っているだけで、「話にならない」。そういうことも少なくないが、入院している限りは、患者さんはそこにいるのだから、患者さんも治療者も苦しいが、週2回くらい、あらかじめ設定した時間、1回50分くらいそういう時間を、共に過ごしてみる。

　それ以外の日は短時間（あらかじめ訪れる時間を患者さんに伝える）、患者さんのもとを訪れ、身体の情報を教えたり、調子を聞くようにする。

実際に言葉のやりとりとしては、不毛な、意味のない面接が続いていると思っても、その背後では治療者と患者との関係性が、形成されつつある。それは決められた時間を「どうやり過ごすか」という、ふたりの困惑から始まってくる。

実際には「どうしてこんなに食べないといけないか」とか、「点滴をして急に体重が増えたらどうするか」とか、「いわれたとおりに食べてるのに何故体重が増えないか」とか、そんなことを巡って面接は進行する。

治療者の方は、看護師や同僚や先輩から「食事、捨ててましたよ」とか、「まだ入院してんのか」とか言われることもある。しかし基本的にはこういう状況で、治療者が困って、心理的に追いつめられないと理解できないものがある。

このような追い詰められた状況は治療者の怒りや無力感を創り出すが、実はこの感覚こそ、それを意識しているかどうかは別として、患者さんの抱える「他者の不在」に通じるものなのである。

患者さんも追い詰められている。一方では自分自身の存在価値を保つ「痩せ続けている」

ということを奪われ、他方では「このまま痩せ続けていても、現実には自分のやりたいことをするとか、自由に生きる、ということはできない」と感じてもいる。

これを言い換えると、患者さんには「自分がない」ともいえるし、「居場所がない」ともいえる。これを本当の意味で「共感」することは難しい。

共感とは、自分の想像力を使って、患者さんの語る世界を、治療者が自分の世界として感じることである。これをするためには患者さんの生きる世界、現実で接している他者、特に家族、その中でも母親と患者の関係というものを想像できなくてはならないし、それができれば、患者さんにとって「共感的な他者」になり得るのである。

入院治療は、行動的には目標の体重、栄養状態に向かって「治っていくしかない」。しかし、心理的にはかれらの居場所は神経性無食欲症という「自分だけの閉じられた世界」から、（ずれているにせよ）、治療者という他者との間で展開される治療関係へと移されていかなくてはならない。

治療者は、神経性無食欲症という事態を使って、治療関係を築き、患者さんの葛藤を紛らわす、ごまかす他者でなく、「身体的には治すということが仕事でありながら、心理的にはただ身体が治っただけでは、患者の苦悩は救われない」ということを知っている存在である。

本質的な解決は別のところにあると知りつつ、このまま痩せ続けていても客観的には何も生まれないのだから、身体的には治らなくてはならない、という逆説的な、アンビバレントな葛藤を受け止める役割を引き受けなければならない。

精神力動的心理療法と行動療法の「統合」

入院というのは「わざわざ」することである。外来と同じことを入院でしているのなら、入院していない方がいい。したがって、入院治療を選択した以上は、治療者は「結果」を出さねばならない。その結果とは行動上の、目に見える改善でなくてはならない。

必ずしも入院した状況とは限らないのだが、行動上の改善を目指す心理療法として（認知）行動療法というものがある。

古典的な行動療法では、「様々な異常な食行動は「肥満への恐怖」や「生活上のストレス」や「親子間の心理的葛藤状態」を解決する手段として選択される」とされている（引用3、4）。

したがって「（食欲不振症は）問題ではなく解決策である」から、「強化されればいっそう発展するが、消去への努力いかんでは望ましい行動の生起が期待できる」と考える。すなわち、治療者から見て（患者から見て、ではない）正しい行動には「報酬」を与え、間違った行動には「罰」を与えるのである。これを「オペラント条件付け」という。

そして、その治療とは正常な食行動をオペラント強化し、回避的行動はオペラント消去することである。実際にはこれは「強化子」という「罰と報酬」を設定した上で、治療者からみて正常な食行動に向かっている（オペラント強化すべき）ものであれば、「大いに注目し賞賛してやる」。

一方、変化のない場合、回避的な場合（消去すべき場合）は、「患者のわがままな要求に応ぜず、中立的立場を堅持する」方法ということになる。体重が増えたら、安静度を上げる、面会を許可する、といった具合である。

つまり、誤った学習の結果獲得されている、偽りの解決策である拒食を矯正すれば、望ましい、正しい行動が獲得される、というわけである。行動を変えて、結果心理も変わると考えているといってていいだろう。

これに対して、精神力動的な心理療法は先に述べたように「自分自身の存在価値が体重や体型をコントロールして痩せ続けていくことにしか感じられない」という心のあり方の結果、果てしなく痩せ続けることを希求するのであるから、心のあり方が変わった結果、食行動や健康状態が改善しなければ本質的な意味はないと考える。

心理が変わった結果として行動が治るか、行動を矯正して心理を変えるか。この二つの対立はある意味、心理療法と薬物療法との対立以上の乖離があるが、それぞれに利点と欠点が指摘されている。

まず精神力動的な心理療法の利点は、患者さんに共感的に接するため良好な治療関係が作られやすいという点である。欠点は、行動上の改善という結果が出るまでに時間がかかるという点である。

一方、行動療法の利点としては、一定期間のうちに体重を改善するには最も効果が出るまでの時間が速い点があげられる。欠点としては、アメリカ精神医学会は「厳格な行動療法的プログラムでは治療者側が患者との対人関係のなかで、支持的な側面をプログラムによって壊されているという葛藤を感じがちになる」点を指摘している（引用1）。つまり、精神力動的心理療法の逆で、良好な治療関係を保つことが難しいわけである。

さらにまた、行動療法は短期間に体重を増加させることに関しては、効果が高いが、これも長期にその後の変化を調査すると、優位さはなくなってくるといわれている。

これに関しては、おもしろい報告がある。「Touyz という研究者らが発表した報告で「厳格な（strict）行動療法と同じ程度に、あるいはそれ以上に緩やかな（lenient）行動療法が有効であった」というものである（引用5）。

古典的なオペラント理論に従えば、条件付けは厳しいほど有効なはずである。しかし、Touyz の報告ではこうではなかった。

現実には精神力動的心理療法でも行動療法でも、両者の利点を導入しようとしている。行動療法ではまず状況を把握するために、当然患者と面接をするが、この時患者さんを理解しようとする共感的な姿勢がなければ、十分な理解はできない。

厳格に「罰」を与えようと思ってはいても、人間なら、「頑張ったんだけど、結果が出なかった」ということになると、患者さんに同情してしまうものである。そこが治る上で重要であったりする。

また厳格な行動療法では、体重の増減に伴って必然的に起きる代謝率の変化を無視することになってしまう。人間の身体というのは体重が増えた後には、増えにくくなり（代謝が上がり）、体重が減った後には、増えやすくなる（代謝が下がる）ものである。体重を連続して上げ続けるためには、代謝率の上昇を超えて、摂取量を増やさねばならない。行動療法では、これは全部患者側の責任となる。

精神力動的心理療法でも同じだ。治療者がそれを意図していなくても、入院そのものが「行動制限」を伴うのであり、患者さんはそれを「食べなかったことの罰」と感じがちになる。また「共感」するといっても、それは心理に対するものであって、共感したからといって、「行動」を受容する、つまり食べなくてもいい、身体が悪くなってもいい、というわけにはいかない。行動的には治療者は「患者の身体状態が客観的に良くなる」方向に、治療をするしかないのである。

そうなると、治療者としてはなんとか、精神力動的心理療法と行動療法との、利点を統合できないかと考える。すなわち、良好な治療関係を形成しつつ、速く行動を改善できないか、というわけである。私は医学博士の学位論文として、この両者の統合を著した論文を発表した。(引用6)

神経性無食欲症の統合的心理療法

神経性無食欲症という事態は前述のように、「ものを食べるということ」に対する二重の意味づけという葛藤を一つの身体の中に一人だけで保持する、ということであり、その治療とは、治療者がその葛藤を引き受ける対象となることによって、「他者のいない世界」から、二人の間の主観性の中に「引き上げ」、「自分自身の生きる価値とは何か」ということを精神力動的な心理療法の関係性の中で考え、患者さん自身の生きる価値を治療的関係の中で創造する、ということに他ならない。そのことによって初めて、神経性無食欲症という事態は、意味を変えるのである。

行動療法という技法も、結局はこの葛藤を緩和するものではなく、促進するものである。

治療者は葛藤が心理的に生きられる治療の場に「いつも（変わらない姿で）いること」と「患者さんの葛藤の対象となること」とを要求される。行動療法的な技法もこのような視点からうまく「改変」して、精神力動的心理療法の中に取り込めば、患者さんの葛藤を促進する「道具」となる。

要するに、私が提言したことは「行動療法的なセッティングを『罰—報酬』という意味合いをなくして使う」ということだったのである。

具体的にどのように行うか

まず、体重の減少や低栄養の状態がひどく、目標体重の65％以下で中心静脈栄養など、非経口的な栄養摂取を必要とする場合には、だいたいどの体重でも1000～1200Kcalの経口栄養摂取をとりあえずのゴールとする。

ここに向かって、中心静脈栄養を徐々に下げていかなくてはならない。経口でこのくらいの栄養が摂取できるようになったら、目標の体重、摂取カロリーに向けて、徐々に上げていく。この時に罰—報酬を廃した行動療法的なセッティングを行うのである。

まず目標となる体重、摂取カロリーを決め、それを達成したら、同時に退院とする。目標体重は始めに設定した標準体重の75％になることが多い。

中心静脈栄養の場合は、経口摂取で摂れたカロリーだけ中心静脈栄養からの栄養を下げるから、この間、中心静脈栄養を終了するまでは、経口で設定したカロリーを全量摂れたかどうかが、評価ポイントになる。その後は体重が評価ポイントになる。

中心静脈栄養が終了した後は、セッティングは以下のようになる。

1）食事の摂取量は1200Kcalから2000Kcalまで5段階あるが、どのようなカロリーをとるかは患者さんが選択する。ただし、はじめは1200Kcalを治療者は勧めることが多く、患者さんも1200Kcalを選択することがほとんどである。摂取するカロリーは体重の増減などの評価ポイントで規定されるものではなく、患者さんの任意である。

2）評価する点は体重のみで、週一回計測する。体重が前回と比較して増加した場合は症例の〝自由度〟が一段階上がり、体重が同じ場合は自由度も同じ、体重減少の場合は自由度も下がる。

3）自由度は病室内自由からはじめ、病棟内、病院内、病院外（外出、外泊）の4段階、あるいはそれに準じた形を施行前に決める。

4）体重が減少した際自由度を下げるのは「罰」ではなく、消費したエネルギーが摂取した栄養よりも多かったという結果として捉え、消費するエネルギーを抑えるという意味で自由度を下げるという位置づけを行い、患者さんにもそのように伝える。体重が増加した場合も同様で、「報酬」ではなく、消費できるエネルギーの余剰があるという捉え方をする。

5）体重の増減、摂食量、自由度などにかかわらず、治療的な面接はあらかじめ決められたとおりに行う。すなわち面接や、治療者の賞賛などを「強化子」としては考えない。

6）著しい行動の逸脱があった場合は、行動療法的治療、あるいは入院治療そのものをやめるか、初めからやり直すかを患者さんに選択してもらう。

罰―報酬を廃する、とはいっても、それでも患者さんには入院治療そのものが、「罰」のように感じられてしまうことは避けがたい面がある。

入院中治療者は、行動としては体重の増加と栄養状態の改善という一方向性の変化を起こしながら、心理的には価値自由的に促進された葛藤―ただ身体だけが良くなっても本当の解決でもない、またただ痩せ続けていても、本当に求めているものはその中にない、というーを受けとめねばならない。であるから、このようなセッティングと共に設定される精神力動的心理療法の面接は、体重の増減には関係なく、あらかじめ決めたとおりに行われなくてはならない。

具体的な治療のシュミレーション

具体的に、セッティングの例を示してみよう。

年齢16歳、身長161㎝、体重が34kgの人が入院となった場合、どのようなプランを立てればいいいか?

この人の標準体重を54.9kgとした場合、75%は41.18kgであるから、退院の目標を41kgとし、エネルギー所要量　EDを41×40＝1640Kcalとする。

今現在、体重が34kgであるから基礎代謝量BMRは34×25.3＝860.2Kcal、エネルギー所要量EDは34×40＝1360Kcalである。34kgというのは標準体重の約62%である。65%までは非経口的な栄養補給を考えなければならないが、これは他の自覚症状や検査値、入院時の患者さんの経口摂取がどれくらい可能か、というようなことにも関係してくる。ここではこの患者さんが「経口的にはほとんど食べられなかった」としよう。

中心静脈栄養を用いた治療

そうすると、初めに中心静脈栄養からの栄養をBMRとEDのあいだをとって1000Kcalとしたとする。患者さんにいきなり経口摂取を進めていくのは大変だから、中心静脈栄養から1000Kcal栄養を入れて、経口摂取が出来た分、中心静脈栄養のカロリーを下げることを伝える。

経口摂取するものは、初めは流動食か経口栄養剤、離乳食、乳児食になるが、一日200Kcalから始めて、摂れたら400、600,800と上げていく。前述のように、600Kcal摂れれば、この場合は非経口的栄養が400Kcalになるから、中心静脈栄養を普通の点滴に変える。（この際栄養とは別に、水分の摂取がどれくらいになるかを、計算しておかなければならない。普通は体重/時間ccの1~2倍は必要である。つまり34kgだと34×24=816~1632cc/day水分が必要になる。実際には血液と尿をみて必要水分量を決めなくてはならない）。

この段階から行動療法的なセッティングを導入する場合には、中心静脈栄養を終了するまでは、一週間単位で経口栄養摂取が出来たかどうかを評価ポイントにしなくてはならない。つまり、一週間連続して、毎日200Kcalを摂れたらクリアである。次に400、600,800と上げていくが、中心静脈栄養が終わるまでは、前述の自由度は上げられない、ということになる。この時には栄養の置き換えをしているので、体重を評価ポイントにしないし、入ってきた栄養が、消費したエネルギーより上回るというセッティングをすることが出来ない。このことも患者さんによく説明しておかなければならない。このような操作を行っているときには、普通は体重は増加しないものである。しかし極端に体重が減少せず、しかもOverloadを起こさないような、栄養補給をしなくてはならない。

中心静脈栄養終了後の治療

中心静脈栄養が終了すると、評価ポイントは週1回測る体重のみになる。評価ポイントで自由度を上げ下げするわけである。

たとえばこの人だったら、自由度を1病室内自由、2病棟内自由、3病院内自由、4病院外自由（外出、外泊）と決めたとする。普通はこのような四段階の設定で十分である。中心静脈栄養を終了するまで、病室内だったとしたら、週1回体重を測って、増えていれば次の日から1週間、2の病棟内自由になる。逆に減っていたらこの場合は1の病室内のまま、同じでも1のまま、ということになる。これを目標体重＝退院になるまで繰り返す。

普通は体重の増減は1kg単位で増減とするが、「500gはどうなんだ」とか「800gだからまけて」というような話になってもめるから、初めに良く設定を患者さんと共に話し合って決めておく必要がある。

しかし、この「もめる」というのも実は大事なことで、もめたり、「まけたり」、まけるかどうか悩んだりすることも心理療法的には大事なのである。

治療は楽しみではない。苦しみである。この苦しみの中でふたりは何とか共感しなければならない。であるから、このようなセッティングは、ただ機械的にそうすれば効果的だ、ということはなく、実はこのようなセッティングをうまく機能させるためには、患者さんだけでなく、治療者の方もある程度「(心理的に)追い込まれた状態」―なかなか結果を出せないという―にならないと、本当には患者さんに向き合えない。

追い込まれていれば、迷いも生じやすくなる。治療者の苦悩も高まる。これを意図的に、わざと高めることは出来ない。だから、本当はこのようなセッティングを開始するのは、入院直後からよりは、なかなか体重が増えず、周囲(家族や病棟のスタッフなど)や、患者さんの焦りなどが高まった時の方が結果的にはうまくいくことが多い。

くどいようだが、治療者と患者さんは違う。苦しみの内容も違うし、人間も違う。それでもこの治療という、苦しい状況の中で、共通の体験を抱えていなければならない。

それはある意味で「言語」を超えている「何か」だ。それを言語的に説明することは難しい。しかしこのような何かは、行動療法的なセッティングによって、より明確に感じられることも多い。

場合によってはこのようなセッティングなしで、精神力動的な心理療法をやって、何となく患者さんが食べる量を増やして、いつの間にか体重が増えた、ということもないわけではないし、その場合は必ずしもこのような行動療法的なセッティングを必要としないだろう。

精神力動的心理療法で現れてくる中核葛藤

入院治療によって、患者さんのもっていた葛藤が、行動としてはひとつの方向に向けて改善していくとき、そこには当然、葛藤の緩和ではなくて、促進が患者さんの中で起こる。

その葛藤が高まったときに、治療者がその葛藤の「対象」として、そこに存在できるかどうか、が本質的には一番重要である。

そして、治療者が患者さんにとっての「対象」となったとき、その葛藤は治療者に向けて、あるいは患者と治療者の関係性の中に、投射されてくる。通常、それはまず「怒り」とか「不満」といった形で示される。

治療当初の「症状をめぐる以外には、関係のない関係」から、患者さんにとって「心理的に主要な対象」としての存在になるまで、治療者はこの苦しみを「生き延びねば」ならない。

そして、患者さんが治療者を自分にとって主要な対象と見なしているなら、体重や栄養状態が回復していく過程で、「怒るに足る他者」として顕わになってくる。（古典的な）行動療法がしばしば陥りがちな失敗は、この回復の過程での心理状態を軽視してしまうことである。

考えてみれば当たり前のことだが、「（少ししか）食べない」「痩せている」ことに「意味がある」と思っているから、そうしているわけで、意味のあることを、ただ奪われれば、普通は不安になるものである。たとえ自分の行動が、「意味は何かといわれても、うまく言葉では説明できないし、それが客観的には無駄である」と認識していたとしても、である。

患者さんは身体状態の改善を単純に喜ぶこともある。それもおかしいことではない。客観的には患者さんは身体状態の悪化によって、多くのものを失っていることが多いのだから。

しかし、だからといってそれ（症状の軽快）が患者さんの全てなのではない。その背後、根底、裏側にあるものに注目しなくてはならない。

拒食の状態の人の治療の核心

家族は患者さんの身体のことをとても心配しているから、身体が良くなれば当然、嬉しいものである。そしてしばしば、身体症状の改善をもって「病気が治った」と思いがちである。それは単に無知というよりも、「願望」なのであり、それを責めることは出来ない。

何度も指摘したように、「痩せ続けていること」は、患者さんにとって、自分自身の存在価値を保証する唯一の手段のように感じられている。

治療によってそれが改善し、客観的には健康や社会的な立場、人間関係などを再獲得したとしても、その人自身の心の中で「生きている価値」が感じられなければ、その人自身は「治った」とか「よかった」と思うことができない。

その時、自分自身の存在価値をある意味で「奪った」治療者、迫害的な他者であったはずの治療者が、患者さんにとって、「共感的な他者」となって患者さんの中で存在していれば、患者さんは「生きることの意味」を治療者に問いかけてくるだろう。

「先生は何故医者になったの？」「先生は生きていて楽しい？」「人間は何のために生きているの？」「自分の生きている意味が解らない」

私はこのような「問い」を何度も聞いてきた。かれらの「生きる意味」を私が知っているわけではない。私は自分自身の「生きる意味」も本当には知らないし、またかれらの問いに私が言語的に答えを与えることが治療なのでもない。

しかしそこにいて、かれらが、そのような問いを発することの出来る「対象」となっていること。それは、この世界が、かれらにとって全く孤独な世界ではないことを意味する。

人間の生きる意味は様々であろう。人の存在価値もいろいろな視点があるだろう。しかしひとつ言えることは、ある人の生きる意味、ある人の価値、というものは「その人が一人だけで作ることのできるものではない」ということである。

それは共感的な他者の存在によって初めて成立する。これらの問いは、私の考えでは、ある意味摂食障害の本質である。その問いは、問いでありながら（多くの他の問いがそうであるように）、ひとつの見解を表している。

それは「人は何かの意味を持つことができる（創り出す）なら、生きている価値がある」ということだ。あるいは「人が生きるということは何か目的があるから意味を持つ」ということであり、「生きることそのものが価値を持つということではない」という価値観である。

もちろん、治療当初に提示されたように「死なないこと」は重要だ。入院治療に関しては、75％を達成するまで、あるいは身体的な自覚症状や、検査値などで、入院している必要がある場合に限定するべきである。そして、心理的には先に述べたような意味で、変化、変容がなかったとしても、それを理由に入院を継続するべきではない。

しかし、本質的な心理的治療は、この患者さんの問いをめぐって、外来で展開されていく。展開していかないとすれば、つまり患者さんも家族も「身体が良くなったから、もう治療はいいですよ」という展開になったら、それはその時点ではやむを得ないが、本質的な問題は残されている、ということである。

本質的な精神力動的心理療法の「行き先」と終結

私はこのように、摂食障害の本質とは、「人は何故生きるか」（人は何か価値があるから生きている意味があるのか）という「問い」だと思っている。そしてまたこの「問い」は、この世の全ての人間が自分に向かって問いかけるものではないだろう、とも思う。

世の中にはそのような「問い」を「発しない人」と、「問うてしまう人」がいる。

人間の精神にとっての「普通」というのは難しいが、どちらかというと、このような「問い」を「発せず」に、「生きていることが当たり前」であるという方が、「普通」とか、「健康的」とか「病的でない」に近い気もする。

では何故、ある種の人たちはこのような「問い」を発してしまうのか、ということを考えてみると、それは「人生早期の重要な他者との関係」に発していると私自身は思っている。

それは前述のように、人間が生まれながらにして、「よるべない、捨て置かれれば死んでしまう存在」として生まれ、完全に自分を守ってくれる養育的な他者、普通は両親、特に母親によって育てられていかなければ生存できないということと無関係ではない。

私は「何か明らかな価値を持っていれば、生きる価値がある。そうでなければ生きる意味がわからない」という、摂食障害の根本的な問題に関して、もっとも適切な理解を与えてくれる考えは精神分析家であるウィニコットの概念であると現時点では思っている。ウィニコットは「英国独立学派」という学派の精神分析家であるが、小児科医と精神科医でもあり、厳格な精神分析と一般的な精神医療を橋渡しする立場にもあった。

ウィニコットの提唱した「生きる準備」

ウィニコットの理論で重要な概念には「(母親が乳児を)抱えていること」「可能性空間」「移行対象」などがあるが、これらはウィニコットの母子発達理論の上で欠かせない概念である。

「ウィニコットの母子発達モデル」とは「1—3—2モデル」である。この1—3—2を理解することによってウィニコットの考える「健康な発達」というものがよく解る。

ウィニコットのいった有名な言葉に「『乳児』などというものは存在しない。ただ『母子ユニット』が存在するだけだ」（引用7）というものがある。この母子が完全に渾然一体と混ざり合った、自他の区別のないユニットというものが「1」である。

乳児が生まれたその原初において母と子は二つで初めて一つのものである、ということだ。乳児はもちろん全面的に自分の存在を母親に「負うて」いる。ウィニコットは「母もまたその原初において『母性的没頭』によって乳児に完全に夢中になって（現実検討力を失って）いる」という。

前述のように乳児が「空腹」という「不快」に対する反応として泣いた時、母がやって来て「授乳」が成功すれば、それは次第に「空腹」というものが、「授乳」＝栄養の「フィード」によって満足に変わる、ということが子供の中で定着してくる。

しかし、その時子供は、「ああ、お母さんのおかげでやっと自分は生きられる」とは考えない。「自分がギャァーっと泣くことで、おっぱいやお乳が創られるだ。自分がこの世界を創り出しているんだ」と考えるのである（とウィニコットは主張する）。

つまり、授乳が母親の献身によって成功した時、乳児は「自分が乳房（授乳）を（万能的に）創造したのだ」と「錯覚」するのだ。

それは「世界は私が創り出すことができる」という、幻想（自己愛的万能感）である。人はこの「illusion　錯覚」によってまず世界と関わる。この錯覚を実際に可能にしてくれるのは母の授乳という行為である。母親の授乳という「環境」がこの錯覚を可能にしてくれるのだ。これがウィニコットのいう「環境としての母親」ということである。

程良い母親

ウィニコットは母親が「程良い」ことが大事だと考えた。乳児が10回空腹で泣いたとしたら、8回くらいはちゃんとやって来て授乳をしてくれる、それが「程良い」ということだ（単に回数の問題だけではないが）。

10回ともやって来たらそれはそれで、子供にはフラストレーションになる（簡単に言うと「怒り」を生きることが出来ないから)。2回しかやって来ないとしたら、それは「環境」として失敗である(生存さえ難しい)。そしてウィニコットはあらゆる精神障害は「環境の失敗によって生じる」と考えていた。

10回のうち8回くらい実際にやって来るから赤ちゃんは「自分が乳房を創造したんだ!」という錯覚を生きることが出来る。このように母親に抱えられ、守られ、この錯覚の中で十分「遊ぶ」こと、それが「生きる準備」として必要なことである。ウィニコットはそう言ったのだ。

子供にとって母親が変わらず、そこにいること。安心して(その対象を失う不安なく)怒りや不安を、愛しさや優しさを向けられること。(自分を抱えてくれる)環境でもあり、(愛と憎しみの)対象でもある母親が「そこにいること」。ウィニコットはこのような意味で「環境としての母親」を重視した。

Holding ホールディング、「抱えていること」というのは、ウィニコットの概念で最も重要なものであるが、母親が子供を一方的に守り、抱えていて、かつその子供がそれを知らず、怒りや不安を母親にぶつけても、母親はその対象となって、復讐心を抱かず、その怒りをしっかりと受け止めてあげている、ということなのである。

このような環境の中で乳児は「錯覚を生きる」。母親が10回のうち7回や8回、やってくるから初めて、これが可能になるのである。この時もし母親が3回しかやってこなかったら、乳児は安心して錯覚を生きることが出来ない。本当に怒りをぶつけたら対象を失ってしまうかもしれない。これが「環境の失敗」である。

「あいだ」の空間――潜在空間の移行対象――

母親のホールディングによって「そこにいること」を保証され、万能的な遊びに熱中した子供はやがて母親と自分が部分的に別であることを意識し始める。

十分に錯覚を遊ぶ前から不安になってしまうと、分離の過程に移行できなくなるし、逆に「(乳房が)必要である」という感覚さえ感じさせない程、いつも乳房があると、これもまた分離の機会を逃してしまう。だから「程良い」ことが必要なのだ。

このような中で子供は「脱錯覚」＝客観的な事実を受け入れる、母と自分は違う(自分は母を万能的に支配できない）ということ、を獲得していく。それは言い換えれば「ひとりでいること」＝「ユニットでないといられない、の終焉」である。

母親は環境でもあり同時に対象でもある。環境としての母が実際にそこに「ない」時、当然子供は不安になる。しかしこれがチャンスでもあるのだ。ただそのためには、いきなり「ひとりぼっちになってしまう」ということからは守られていなくてはならない。子供は自分の心の中に安心して遊び、甘え、抱っこされる時空を創造する。それは母と自分とで（そういう区別はもちろんなく）創ったものである。

「ひとりでいる」ことが出来るためには、安心できる「心の中のお母さん」が形成されている必要がある。ひとりでいられる、とは「目の前にお母さんはいないけれど、心理的にはひとりでない」から可能になるのである。

しかし「いきなりひとりぼっち、ではない」ことは、どうやって達成されるのであろうか？それが「1—3—2」の「3」、すなわち母、「移行対象」、子供の3である。

子供が抱えられ、錯覚の中で遊ぶとき、そこにはウィニコットが「潜在（可能性）空間(potential space)」と呼ぶ時空がある。

それは空想と現実のぶつかり合う世界であり、自分のものでもない、母のものでもない、「中間的なもの」が存在する。母と乳児のあいだの空間が内界と外界、自己と非自己、現実と空想の「移行」的時空となる。子供はこの世界で遊ぶ。

この潜在空間の中で「移行対象 transitional object」なるものが生まれる。単一から三者へ、といっても良いし、「象徴」が生まれるといっても良い。

移行対象とはすなわち、自分でも母でもない、しかし母を象徴するものである。母ではないが、母のようなもの、母を連想させるもの、母の代理となるもの、全く何もなく突然ひとりぼっちになるよりは一緒にいた方がましなもの、である。移行対象は往々にして柔らかで、抱きしめられるものである。だっこされ、安心させられ、母親と一緒に遊んでいるという感覚を呼び覚ます。

例えばアメリカのとても有名な漫画に出てくる主人公の友達に、「いつも毛布を抱きしめていて離さない」男の子がいる。あるいは一人で寝るときに必ず一緒に寝なくてはいけないぬいぐるみ。これらは単なる「毛布」とか「ぬいぐるみ」ではなく、「母につながる、ひとりだけど、ひとりではない」という象徴を読み込まれているから、特別なものになるのである。

ひとりでいること

この潜在空間の形成、移行対象の誕生において、子供は徐々に「心に母がいるから、移行対象と一緒なら『ひとりでいられる』」という力を付けていくわけだが、この時重要なことがあり、それは母親の十分なMirroring　ミラーリング「映し返し」と言われるものである。

自分と一体ではない、他者としての母親が、自分の行為や表情、考えを解ってくれ、賞賛したり、残念がったり、教えてくれたりすること。ひとりで「遊んで」いても、ミラーリングがないと、子供は分離を外傷的に体験することになる。

「自分ではない」他者の存在がいること。その気づきを創造するためにミラーリングは、重要なのである。それは当然ホールディングを前提とする。

治療でも結局は同じことだ。たったひとりで食べたり、吐いたりすることと、他者の存在の元に全く同じことをすることとは、心理的には意味が違う。

たとえ結果として同じことをしていても、治療者がその場にいなくて、その行為を実際には止めなくても、その行為の心理的な意味は違ってくる。

しかし、その場面で心の中に治療者がいるためには、必然的に患者さんには「想像力」が要求される。その想像力がなければ、その場での「治療」は成立しない。逆にいうとこのような想像力を創ることが治療の目標のひとつなのだ。

ここで実際に治療者が（家族でもいいが）実際に、その場に張り付いていて、その行為そのものを止めてしまったら、患者さんの想像力は育たず、失われ、欲求不満になる。


「本当の自己」と「偽りの自己」

母親と子供の中間にあった潜在空間は、移行対象の力を借りて、徐々に子供自身の心の中に、内在していく。安全に守られ、そこにいることが保証され、十分に「遊ぶ」ことができたとき、乳児は錯覚を脱錯覚し、移行対象は背後に消えていく。これが最後の「2」、すなわち母と子、別々の、分離された、主体としての二者の誕生である。

十分な母親のミラーリングがなく、まだ抱えてもらわなければならないときに、自分で抱えること（一人でいること）を強要されると、つまり環境として失敗すると、子供は外界に迎合してしまう。そうなると子供はどうなるか？

十分に守られ、安心して、自己愛的な万能観を育む時に、つまり「生きる準備」をしているときに、もし母親が「私はお前を抱えるのにこんなに大変なんだ」とか「お前が大変だから、私はこんなに調子が悪い」「何でお前は私が大変なのを察しないんだ」というような態度をしてしまうと、子供は自分のせいで母親を苦しめている、と感じて「罪悪感」を抱く。そうすると安心して、自分の怒りや不安を母親にぶつけられなくなる。実は大変なのに「大丈夫」という態度、すなわち「偽りの自己」というものを（「本当の自己」を守るために）発達させる。

「環境としての母親」の守りがあまりに早く壊されると、子供はあまりにも早く周囲に反応しすぎる存在となることを余儀なくされる。そうなると子供は「自分で自分の世話をやく」、いわゆる「いい子」になる。

「偽りの自己」とは「防衛」なのである。「母親のするべき保護を変わりにする防衛的な人物」を自分とする、つまり自分の人格をこれに合うように発達させるのだ。であるからウィニコットは「本当の自己」ということを治療においてとても重視していた。

本当の弱い自分、甘えたい自分を出すことが出来ない。そのままの自分でいられない。明らかな、誰にでも解る価値がなくては「生きる意味はない」。

その具体的な価値は「勉強で良い成績を上げる」なのか、「スポーツで1番になりオリンピックに出る」なのか、「芸能人になってテレビに出る」なのかは解らないが、「食事をコントロールして食べ、体重や体型をコントロールして痩せて保つ」ということが、現代の社会文化の中で、容易に選ばれやすい価値であることに異論のある人はいないだろう。

現実の母親の行動が問題なのではない

ところで、摂食障害の本にはよく病気の「原因」として、「早期の母子関係に問題がある」というように書いてあることがある。

実際私も治療をしていて、患者さんや、お母さんからこのように聞かれることがある。母親は、摂食障害に限ったことではないが、子供がメンタルの病気になれば、「私の育て方が悪かったのか」と、元々考えがちであるし、また実際本にそう書いてあったり、あるいは実際に周囲の人からそのように言われたり、責められたりするから、罪悪感を抱く。

しかし、私が上記のように述べているのは、実際の、具体的な母親の行動が問題であったから、子供が病気になった、というようなことではない。

もちろん、実際に乳児の頃から、虐待のような形で養育環境が崩壊していたら、それは子供の精神発達に深刻な影響を及ぼすだろう。

しかし「早期の親子（母子）関係が、その人の生きる意味について重要な役割を果たす」というのは、現実の親子間での行動や具体的な解決すべき問題を指しているのではない。

もしも「客観的に正しい行動をする親」というものが初めから決まっていて、そこからどれくらい外れると、どの程度悪影響を子供に及ぼす、というようなことがあるなら、解りやすいかもしれないが、そういうものはない。

むしろ、先に述べたように、「子供に全く足りないものを感じさせないような、すべてに事足りる親」というようなものがいれば、それはそれで、子供を欲求不満に陥らせるだろう。

親子に限らず、対人関係においては、他者同士は価値判断や感情が、必ず「ずれる」のであり、力関係として、明らかに強い力を持っている「親」との、ずれによって、子供というものは多かれ少なかれ、必ず「傷つく」のである。

かといってもちろん、「どうせ傷つくんだから、気にしなくていい」というのではない。ウィニコットの概念で述べたように、親が「生きる準備」が必要な子供を「抱える」ことをしなかったり、生き生きとしたミラーリングをしなければ、子供は安心していることが出来ない。

完全な母親や、完全な子供がいない以上、傷ついたり、迷ったり、悩んだりしながら、子供は自分自身の存在価値を確立していくしかないのである。

治療者としても、一番重要なことは「(安定し、一貫して)そこにいること」であり、環境としてあり、かつ対象でもあるということ、患者をウィニコットのいったような意味で「抱えること」である。

ウィニコットは子供の攻撃性の発露を健全な現象として捉え、あくまでも「楽観主義」的であったという。治療者が希望を持っていられること、もちろんこれは患者さんのその時のレベル、「治る」能力に関わって変わる。治療者と患者さんの関係性によって変化する。治療者が希望を持っていられるためには、まず治療者が、その治療関係に耐えられ、生き延びることが出来なくてはならない。

心理的な治療の終わり

私の経験では患者さんがその本質から良くなるとき、そこには必ず「他者との関係」が支えとなっている。それは必ずしも治療者と患者さんとの治療関係とは限らない。

しかし、現実の患者さんの生活の中で、自分にとって重要な他者と確かな関係を築き、維持していくためには、治療関係というものが維持されるくらいには「治っていない」と、他の対人関係でも建設的、生産的な関係を実人生で持つことは容易ではないと思う。

精神力動的な心理療法の、最終的な目的とは「治療なしで生きていく」ということであり、決して「心理療法に頼って生きていく」ことではない。

実際の人生における対人関係は様々な要因に影響される。特にその本人と相手の利害に関係している。精神力動的心理療法の治療関係もそうだが、その「利害」とは、治療契約のみである。他のものには影響されない。

そしてこの関係の中で、患者さんが、自分の問題を解決し、実際の人生で確かな対象関係を築いていけるであろうという時、「終結」されるのである。

「終わりに向かっていかない」精神力動的な治療というものは、正しく進行していないのであって、その過程に問題がある、ということになる。

先の「問い」の答えを見つけることが治療であるのか、それともこの「問い」そのものが意味をなくすことが治療なのか、は難しい問題である。

人が何かを「すること」によって、始めて存在できるとすれば、(患者さんがそのような世界で生きているなら)、患者さんはまた「頑張って」何か、意味を感じられることを必死で始めるかも知れない。

ひょっとしたら「治療」もそのように位置づけられるかもしれない。患者さんがもし、何か「価値あるもの」を求め続け、ある時にはそれに失敗したとき―人間である以上必ず失敗するであろうが―その自己不全感を受け入れられるかどうかが、患者さんが「治っている」かどうか、のひとつの指標になるかもしれない。

この不全感に耐えきれず、何かそれ―不全感―を、一足飛びに帳消しにするような方法を選ぶなら（それが拒食であったり、自傷行為であったりするのだが）、それは「倒錯」というものであり、まだ治っていないのである。

このような不全感を、治療的な他者と、その関係が全く無駄だといって投げ出すのではなく、苦しみや悲しさを受け止め、抱えることができれば、その人は「治りつつある」のである。それは何かを「すること」ではない。共に「あること」である。

このような文脈においてのみ私には、生きることはそれ自体がひとつの『病　やまい』であると思える。

であるから、治療の終結とは、先に述べたように、「治療関係に頼らずとも」患者さん自身の獲得した能力において、生きていけるということである。ひとりでいられるということは、ひとりでないということ、母子関係と同じように「治療（者）が内在している」

という段階を必要とする。

そしてその後、患者さんの中で「治療者」や「治療」が背後に退いていくのである。終結するかどうかということは患者さんのこの能力をどのように評価するか、ということにかかっている。

現実には、一回「終結」をしたら、二度と会ってはならない、というようなものではもちろんなく、通常は数ヵ月後にフォローアップの面接を持ったり、何年か後でも、患者さんの求めがあれば治療を再開できるような態勢を作っておくようにしている。

引用1　American Psychiatric Association: Practice Guideline for Eating Disorders. Am J Psychiatry, 150: 212-228, 1993
引用2　2000年の第32回日本芸術療法学会での波多江洋介氏の発表：同趣旨の論文は波多江洋介ら、

「神経性無食欲症の女性に対するスクイッグル法の試み」、芸術療法、34（2）、48-55、2003

引用3　野添新一，眞辺豊：行動科学からみた〝食〟心身医，29:285-292,1989

引用4　野添新一：神経性食欲不振症に対する行動療法的アプローチ．臨床栄養，78:677-683,1991

引用5　Touyz,S.W.,Beumont,P.J.V.,Glaun,D. et al: A Comparison of Lenient and Strict operant Conditioning Programmes in Refeeding Patients with Anorexia Nervosa.Br J Psychiatry,144:517-520,1984

引用6　富澤治：食行動異常の統合的精神療法について、精神神経学雑誌、97（5）:326-356,1995

引用7　D.W. Winnicott : Through Paediatrics to Psycho-Analysis.Tavistock Publications Ltd. London. 1958（北山修監訳「小児医学から精神分析へ」、岩崎学術出版社、東京、97、2005）

第四章　神経性大食症（過食症）の治療

第四章　神経性大食症（過食症）の治療

ここでは神経性大食症の「過食（大食）」とパージの意味について解説し、神経性無食欲症と違う治療についても述べてみたい。

「過食」の意味するもの

過食とは何か？　それは「食欲の問題ではなく」食べ過ぎてしまう、ということである。食欲がありすぎて食べる、という場合は「過剰食欲」ということになるのだが、過食というのは、「食欲以外の意味づけを持って食べる」ということであり、また「過度に食べる」というのは（心理的に）「急いで、焦って、速く」食べるということである。

空腹でないのに、大量の食べ物を、短時間に、苦痛で仕方がないのだが、自分でそれを止めることができず、コントロールを失って食べる。このような過食の心理的な意味とは何であろうか。

多くの場合、このような過食のエピソードが始まる前に、程度がひどい場合には神経性無食欲症の診断基準を満たすような状態を呈し、軽い場合でも食欲を離れた意味づけにおいて、食事制限を行っている患者さんは多い。

先に述べたように過食の意味のひとつは、「拒食の失敗」としてのそれである。過食の病態を拒食のそれと比べて複雑にしているのは、意識的には「やりたくない」こと、またそれ自体「気持ちいいものでもない」ことが「癖」になっている、という点である。

また過食の持つもうひとつの意味は、気分の不安定さを解消する「気晴らし」のひとつとしてのそれである。

「癖」というのは、(好ましくない) 偏った行動上の習慣である。精神医学的には「嗜癖」とか「依存」—アルコール依存とか、薬物依存とか—といわれるが、「良くないと解っているのに、やらないではいられない」ということである。

ここで過食が他の「嗜癖」「依存」と違う点は、他のものは基本的には身体的に「気持ちいいものだ」ということである（自我親和的）。しかし、過食それ自体はそうではない（自我異質的）。

なかには「食べるのが楽しいから食べている」という患者さんもいないわけではないが、その場合は、厳密には過食の定義を（診断基準上の定義からは）逸脱する。

「過食」という場合は、定義上「過食の間、自分の行動を制御しているという感覚を失って」いる。これは過食というもののある面での本質をついている。

「嗜癖」「依存」といわれるものは、「解っちゃいるけどやめられない」のであるが、それは基本的には「快感」だからやめられない、のである。

お酒が身体に悪いのは解っているんだけど、酔っぱらうと何か世界が気持ちよく変わり、お酒を飲んでいないときの自分を超えたような幻想を抱かせる（「パワー幻想」といわれたりする）からやってしまう、のである。

今時は「仕事」も「セックス」も「買い物」も、何でも「依存症」にしてしまう。「依存症」とは、ある意味便利な概念だ。

仕事が自分の存在価値を実感させてくれる、セックスは気持ちいい、買い物は〈何かを買っている間は〉自分に価値があると思わせてくれる。そのいいことを本人が「知っている」。

やりたくないことが「癖」になる

しかし、何故過食という「嫌なこと」が「癖」になるのか？　先に述べたように、多くの場合、患者さんは意識的には「できることなら食べたくない」「できるだけ少なく食べたい」と思っている。「自分のコントロールを超えて、食べるのが止まらない」など、もってのほかだ。でもそれを我慢していると、すごくイライラしたりして、食べずにいられない。食べ初めから、大量に食べようと思っている人は少ない。初めは「ちょっとだけ」と思っている。でも一旦食べ出すと、「止まらない」のである。

過食の人の話を聞いていると、その人の中にはものすごい力が、マグマのように渦巻いているんだと感じる。ただし、その力は「負の」力である。無駄な方向への力といってもいい。

過食の後、多くの患者さんは、激しく落ち込む。何もやる気がしない。生きている価値がない、と感じる。しかしやる前にはそう感じないか、予想していても、止めることができない。「理屈ではない」のだ。

それはある意味、「出来ることなら（ずっと）食べないでいたい」ということのリバウンドとして、反動として、ある「勢い」がついている。神経性無食欲症の患者さんが回復の過程で一時的に過食になることはよくあるが、この場合はこのような意味合いがいっそう強い。

私は過食というものが「嫌なこと」としてまずあり、それが「自分の意思で止められない」ということにこそ、つまり「失敗」するということにこそ、「価値」があるのではないかと思っている。

神経性無食欲症という事態における「拒食」は「成功」とか、「統制」とか、「達成」ということである。具体的には「痩身」の達成であり、自己の価値を保つ。

過食はその反対である。「失敗」とか、「だらしなさ」とか、「弱さ」とか、「絶望」とか、

「負け」である。

初めに「勝とう」と思っているから、負けがきついのである。勝とうと思っていて負けるからこそ、（逆説的であるが）負けの「価値」は際だつ。

「勝ち」がなければ、「負け」の価値もない。逆もそうだ。最初から負けようと思う人間などいない。みんな勝ちたいのである。

過食の価値とは「負ける」ことにある

つまり過食とは、私の理解では、患者さんの意識とは別に、患者さんの身体から圧倒的なエネルギーで突き上げてくる「失敗」「弱さ」「負け」の価値の爆発なのである。

「負ける」ことに何の価値があるのか？　それは人間の本質により近づく、つまり「より人間の本質にとって自然な姿」へ近づこうとする動きだ、ということだと思う。

いつも勝ち続ける、常に成功する、ということは人間にとってとてつもなく不自然で、心理的には大きな圧迫なのである。

患者さんの多くは「過食」以外の場面では、ほとんど「失敗」していない、あるいは「失敗を許していない」というところがある。勝ちもあれば負けもある、成功もあれば失敗もある、ということが受け入れられない。

このような文脈では、その本質において「拒食」と「過食」は似てくる。行動としては「逆」だが、「遊びのなさ」、「余裕のなさ」では同じである。ある意味、過食の方が拒食よりまだ「人間的」であり、自然であるともいえる。拒食だけで過食がない、というよりは、拒食を目指してるんだけど、結果としては食べてしまう、という方が「自然」である。

拒食は「精神」の力によって、「過食」を抑圧しているわけだが、「過食」は「身体」に負けているわけであるから、身体と精神のパワーバランスのせめぎ合いが起こっているのである。

多くの患者さんは「鏡を見ると肥っている自分がいて、そういう自分が嫌で逃げるために食べちゃう」という。これは理屈ではない。

パージの持つ意味

このような弱さや負けの爆発である過食にさらされた患者さんは、どのように考えるか。「勝ちもあれば負けもある。負けを受け入れられるようにならなくては」と、自分の過食を受け入れるだろうか？　そういう人は少ない。

人はストレスがかかると、自分のやってきた方法が間違っていた、と考えるよりは、自分の間違ったやり方をさらに強めて繰り返してしまうのである。つまりもっと「勝ち」にこだわるようになり、その結果もっと負ける。

パージとは先に述べたように、自分の中に入ってきた食べ物、カロリー、栄養を、自分の身体から「追い出す」ための行為である。

自己誘発性嘔吐、下剤や利尿剤などの薬物を大量に使う、激しい運動をする、過食の後にしばらく「絶食」をする、などの行為がこれに当たる。

つまりパージとは過食、「負け」を、「チャラにする」方法である。これらの方法は長期的にみると、本当はチャラにはならないのだが、とりあえずしばらくの間は「使える」方法だということになる。

特に最も多くみられる自己誘発性嘔吐というのは、「食べてるのに、食べてない」ということになる。自分の身体の中（胃までは入るが）に、栄養が吸収されない。だから「絶食」に近いことになると、患者さんには感じられる。

「食べるのを我慢するのは大変だ」と「食べて、それが全部体重になって増えちゃうと大変だ」というのを、いっぺんにチャラにするように感じられるのである。

また、自己誘発性嘔吐に似たものに「噛み吐き」―chewing　チューイング―というものがある。これは飲み込むこともしないで、口の中だけで噛んで、ガムのように吐き出すことである。こっちの方が、「栄養を吸収しない」という意味では徹底している。しかし、同時に「飲み込む」楽しみは損なわれる（「ものを食べる」という行為を「快」と考えるなら、その中に「飲み込む」という要素はかなりの部分を占めていると思う）。

ところが実際には、自己誘発性嘔吐もチューイングも完全には「絶食」と同じにはならない。飲み込んだものを全部吐き出すことが難しいということや、チューイングでも少しは栄養が身体に入ってしまうという意味と、自己誘発性嘔吐、チューイングの場合は、それを続けていると、身体の方が「栄養が入ってこなくなること」に反応して、代謝が悪くなっていくからである。だから最初の頃は体重がどんどん減ってくるが、(通常のダイエットや拒食の状態と同じように)、あるところまでいくと、代謝が下がって減りにくくなる。

過食やパージは治療への動機付けを高める

患者さんがパージそのものに「価値」を見いだしている、ということもないではないが、普通はパージそのものも、患者さんにとっては「嫌なもの」である。できれば過食もパージもないにこしたことはない。

また、パージは「身体に良くないこと」であり、それを多くの患者さんは知識や身体感覚として「知っている」。

その結果、どのようなことが起こるか。後悔と自責の念、罪悪感などが生まれ、それが続くと、神経性無食欲症とは逆に、「何とかしたい」と思い、結果、医療機関や心理相談室など治療機関への、自らの意思による受診が増える。

しかし、そのことは過食が拒食に比べて「治りやすい」ということを必ずしも意味しない。この場合にも、神経性無食欲症と同じように、どういう状態が「治った」と考えているか、が問題である。

過食の状態の患者さんは「少食になった」「ほとんど食べなくなった」ということを、「治った」状態と考えがちである。これは一種の「倒錯」であり、魔術的な解決を医療に求めているともいえる。

行動として摂食障害が「治る」ということは、客観的には「健康な食行動」の回復ー生きていくのに必要な栄養を摂れるーということであり、そういう意味では、たくさん食べ過ぎる、というのは、必要な栄養が摂れないというのと同じように、健康な食行動からは外れているのである。

神経性大食症の多くの患者さんにとって、自我異質的なのは「食べ過ぎてしまう」という症状に限定したことであることが多い。自分が何故そのような行動をしてしまうのか、ということに関しては、注意を向けないで、「風邪で熱がある」とか「胃潰瘍で胃が痛い」とかと同じように、「自分（の心理状態）とは関係ない」ところで、症状ー過食ーが「外からやってくる」ように感じている患者さんも多い。

このような状態では、「治る」ということは「ひたすら食べないでもいられるようになる、食べないでいても平気な状態になる」などとなってしまう。

そういう意味では、症状と心理的な病理との乖離が神経性無食欲症よりも強い場合もある。

神経性無食欲症の場合は実際に行っている行動（拒食）と心理状態（痩せていたい）とが一致しているから逆に「健康な体重、栄養状態を回復する」という治療行為の意味も、その治療が自分にとっていいことであれ、悪いことであれ、患者さんの中で矛盾することはあまりない。しかし過食の場合は、自分自身が行っている行動には違和感があり、また自分の心理状態（痩せていたい）との間にギャップがある。

行動と心理状態が「反対のもの」であるから、患者さんは「過食はなくしたい、そしてどこまでも痩せていたい」ということになりがちである。

そうなると治療は、まずこの行動と心理状態の乖離、ということに焦点を当てて展開していく。

神経性大食症治療の実際

治療初期の関係性を作る

食べ過ぎてしまう、その結果入って来たカロリーを出すために、自分で嘔吐する、薬をたくさん飲む、というような患者さんの行動を、その人自身が治して欲しいとか、あるいは家族など周囲の者がこれらの行動を問題視して、医療機関を受診することから治療は始まるわけであるが、この時点で患者さんの行動と心理状態の乖離がどの程度であるかは様々である。

まず、患者さん自身がその行動を問題視していないのに、家族らが心配して受診させた、という場合、患者さん自身には治療への動機付けはほとんどない。客観的に過食やパージは身体の健康という面から不利益がある、ということを説明することは、このような場合でも必要だが、「治療をする」ということからすると、患者さん自身が全く「困っていない」となると難しい。

神経性無食欲症の治療でも述べたように、治療関係というものはその端緒において、ある種の「困難さ」によってつながるしかないのである。そこで神経性無食欲症の時のように、患者さんと家族のギャップが大きいということによって、患者さんが困ることはあり得る。

逆に過食の状態は、家族も拒食で体重がひどく減少したような場合と比べると、家族の方が患者さんの行動を深刻に受けとめていないとか、病的な状態として受け止めない（「ただ、だらしないだけ」とか）という時もある。

神経性無食欲症のように痩せや栄養状態が悪い、というような現実に切迫した状況であれば、それでも治療的な介入をしなくてはならない、ということはあり得るが、正常体重で身体的には異常のない神経性大食症の場合などは、このような状況にはなりにくい。では先に述べた行動と心理状態の乖離している人、「過食はなくしたいので治療して止めて欲しい。でも、痩せていたいという気持ちはそのまま」という人はどうするか。

こういう人の導入がある意味一番難しく、またこういう人が神経性大食症の中では一番多いともいえる。

このような場合には、患者さんの行動と心理の乖離をいかに結びつけていくか、ということが当面の課題となる。

初期の治療導入は「コンサルテーション」である

実際、診察の初期においては、まず患者さんの食行動を含めた一日の行動パターンを把握する。何時に寝て何時に起きるか、起きてから食事をするか、学校や会社やバイトで家の外にいる時間はどれくらいか、一日に食事を何回、何時にするか、それぞれの食事はどんなパターンで、どれくらい―どんな食べ物を、何カロリー、あるいは「何円」分くらい―食べるか、といったようなことを。

患者さんの食事、体重、体型への関心を聞き、今の身長になってから最大、最小の体重は何kgだったか、それはいつか、などを聞く。その体重差は20kgに及ぶこともまれではないが、自分が一番理想とする体重は何kgか、一番体調が良かったのは何kgか、今の体重より痩せたいのか、維持したいのか、増やしたいのかを聞く。

次に現在の体重を過食、パージなしで、維持するのに必要なカロリーはいくつか、理想の体重は標準体重からみて多いか、少ないか（この場合が多い）ということを提示する。理想の体重が標準体重の90％以下である場合、維持することは身体医学上は難しいことを伝える。

これも具体的に示してみよう。

初診時24歳の女性。高校一年生までは「普通に食べていた」という。この時は身長159cmで体重65kg（最大体重）だった。ダイエットしようとして16歳の時から、少なく食べた時も、摂取した栄養を吸収しないために意識的に吐いていた。

19歳ぐらいの時には体重は52kgぐらいになっていた。高校卒業後就職したが、昼は職場で普通に食べて、夜過食、嘔吐を続けていた。21歳の時、一度精神科クリニックを受診したが「何ともない」といわれた。

23歳の時、結婚して主婦になったが、この頃体重は46kg（最小体重）。結婚後も過食と嘔吐が続いたので、家族に相談したところ、勧められて受診した。受診時身長151cm、体重50kg。

この人は朝、昼はほとんど食事を摂らず、夜家族と食事をするときには少なく食べ、その後一人で用意した食事やお菓子を大量に食べ、一回嘔吐する、とのことであった。

この人の発症直前の体重は65kgである。

身長から出した標準体重はBrocaの標準体重で54.9kg、90％～110％の幅で示すと、

49.41kg～60.39kg。ＢＭＩの22は57.03kgである。したがって、発症前の体重は標準よりやや多いことが解る。現在は、標準体重のほぼ下限である。

過食やパージなしで、代謝率が通常範囲とした場合、エネルギー所要量は50kgを維持するには1900Kcal必要で、理想の体重が46kgだったとすると、1748Kcalである。このくらいの年齢の女性が一日に消費するカロリーは1800Kcal～2300Kcalであるから、このくらいの体重で食行動上問題なく維持することは「理論的にはギリギリ可能だ」ということになる。

もし、この人が「35kgになりたい」といったとする。35kgを維持するためにはエネルギー所要量は1330Kcalでなくてはならず、一日に必要とするカロリーから500～700Kcalのギャップがあるから、その分リバウンドを起こす危険は高くなり「無理だ」という話になる。

上記のようなことを、まず説明するのである。また前述のように、パージが定着した状態では代謝が悪くなり、結果として「肥りやすくなる」ことをよく説明する必要がある。ほとんどの患者さんは「肥りたくない」のであるから、これは重要なことだ。

つまり、このような患者さんが来て、もし「過食や嘔吐をやめたい。しかし、体重は35kgになりたい」といったとしたら、「両方かなえるのは身体的に無理だ」ということを情報として提供する。それを患者さんがどう理解するか、が今後の治療を組み立てる上でも重要な点である。

このような身体的側面を説明した上で、「これは身体的な面の話で、いわば理屈であって、吐かないで1800Kcalぐらいを一日の中で分散して食べていれば、代謝が安定してくると、結果的に46kgぐらいにはなる筈なんだけど、それを実際にやることが難しいわけですよね」というように提示する。

「単に身体的なことだけではなくて、あなたにとって食べること、体重や体型に関することが重要な意味をもっているのだろうし、食べ過ぎるのは嫌なことだろうけど、それを我慢していると落ち着かないとか、イライラしてしまうということがあるんじゃないですか」と。

さらには「単に理屈ではなくて、食べ過ぎてしまう、それを帳消しにするために食べたカロリーを身体の外に出すということが、あなたの気持ちの上で何か、それがいい意味か、悪い意味かは別にして、意味があるからそうなっているということなんじゃないか、と思います」などと伝える。

ここで自分の心理状態と自分の行動とを関連づけて考えている患者さんなら、治療にそのまま入っていける。行動と心理に乖離がある状態、つまり「過食はなくしたい、痩せていたいという気持ちはそのまま」という場合には、身体的には痩せ続けることは難しいこと、しかし心理としてはそこにこめられた気持ちを心理療法的に取り扱うことが、本質的には重要であることを伝える。

本人が治療することを希望すれば、薬物療法と心理療法、あるいはその両方があることを伝え、その中から選択してもらう。私の経験では、薬はとりあえず飲みたくないので心理療法だけで様子をみたいという人、薬物療法をやってみたいという人、両方を望む人、治療をしないで「自分でしばらく様子をみたい」という人など、様々である。

過食症のふたつの治療―薬物治療と心理療法―

過食症という症状が、先に述べたように「心のあり方」によって起きているものなら、その解決は「痩せ続けなければ、自分の存在価値はどこにもない」という価値観が変わり、拒食の破綻としての過食が止まり、食欲求に従って食べることができ、お腹いっぱいになったら摂食は止まり、痩せ続けていなくても自分自身の価値があると感じられる、そういう状態になることである。

先に述べたように過食症が治る、ということは、ひとつには「症状が治る」ことであり、もうひとつには「このような心のあり方が治る」ことである。

治療としても、これにほぼ対応した二つのレベルの治療がある。拒食の状態に対して、心理的に「食事を摂取しても平気になる」というような意味で有効な薬物はないとされているが、過食に関しては、あくまでもその薬がその人に合っていれば、の話であるが、有効だとされている薬がある。

再三述べているように「過食」というのは、「食欲として、たくさんものを食べたい」ということではないから、薬物治療も「食欲を抑える」というような作用を利用しているわけではない。

過食の症状に有効だとされている薬物は、食欲を抑えるのではなく、食べる場面で過食を抑えられない、衝動をコントロールできない、食べ出すと追い立てられるように、気持ち悪くなるまで、あるいは気持ち悪くなっても止まらないで食べ続けてしまう、という「過食場面での衝動」を軽くする、なくす、という意味で有効だと認められている薬である。

過食に対する薬物治療

摂食の場面で過食衝動を抑える、という意味で有効だとされている薬物は、選択的セロトニン再取り込み阻害薬（Selective Serotonin Re-uptake Inhibitor ＳＳＲＩ）といわれる、一番世代の新しいタイプの抗うつ薬とそれに準ずる薬である。

ただし、このＳＳＲＩを飲めば誰でも過食が止まる、というわけではない。ひとつには薬と飲む人との間の「相性」のようなものがあり、人によって効果があったり、なかったりする。それは飲む前には解らない。このような薬は、その効果を発現するためには、飲んでいる期間は毎日連続して決まった量の薬物を飲む必要がある。過食衝動が起きたときだけ、一回飲めば衝動が収まる、というような薬ではない。

ＳＳＲＩ（抗うつ薬）の特徴

日本で現在、厚生労働省によって認可されている抗うつ薬は約20種類弱ある。薬の化学式や構造、作用の仕方によって分類されているが、大きくいって、「選択的セロトニン再取り込み阻害（ＳＳＲＩ）」という作用が主な最も新しい世代の薬とそれに準ずるもの、それ以前の世代の薬で、構造から「三環系（ＴＣＡ）」「四環系」といわれる薬などに、さらに分けられる。

ＳＳＲＩという薬は図（次頁）のように信号を伝える側の脳の神経細胞から出たセロトニンが信号を受け取る側の神経細胞に入り、情報を伝えた後、また細胞間隙（神経細胞同士が接するように向かい合っている隙間）を通って、元の細胞に戻ろうとする時、その戻り口（トランスポーターといわれる）をブロックして帰れなくすることによって、結果的

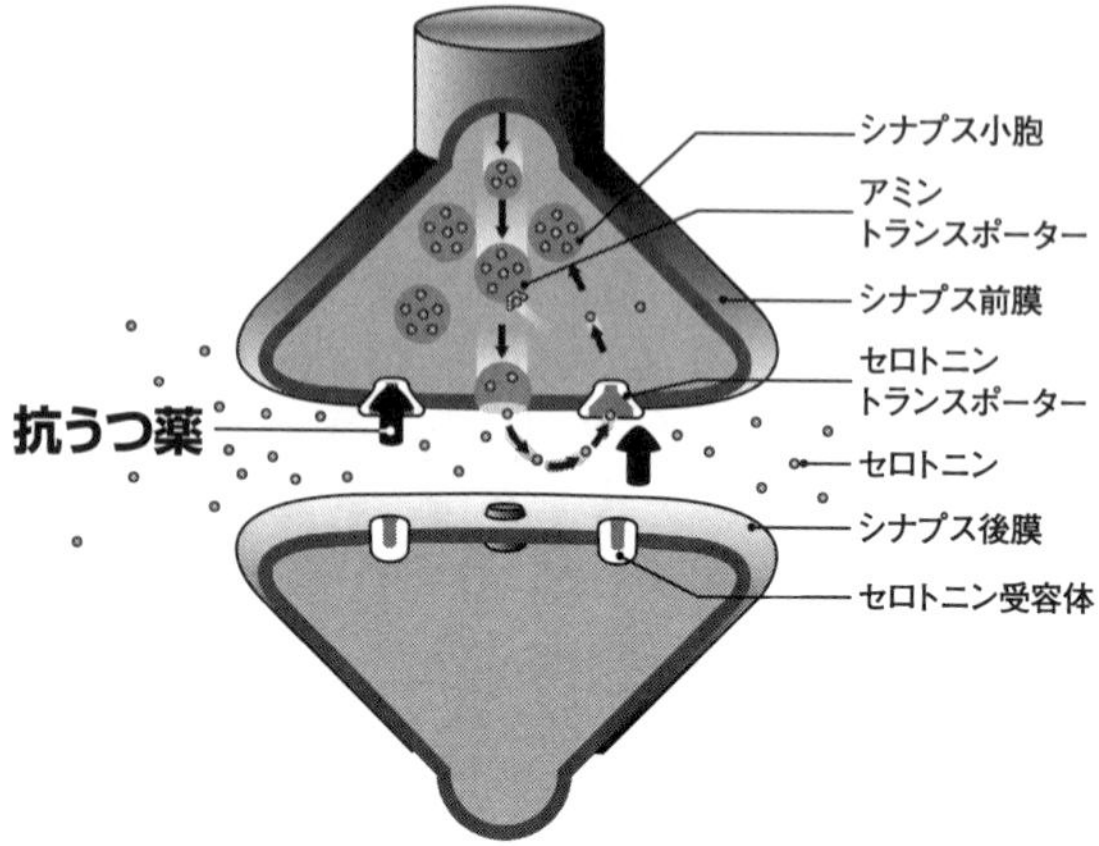

図

に細胞間隙のセロトニン量を相対的に増やすとされている。

ＳＳＲＩが有効だとされている精神症状には、「うつ状態」「不安症状」「強迫症状」など様々なものがあるが、過食衝動に関しては、一定期間連続して薬を服用した結果、このように細胞間隙でのセロトニン量が相対的に増え、過食衝動が軽くなるとされている。このため、「ＳＳＲＩが、この患者さんにとって、過食衝動の改善に有効である」のであれば、連続して飲む必要がある。

連続して飲むためには、飲むことによって耐えられないような副作用が、全くないか、あってもほとんど問題にならないくらいでないと難しい。

確率的にはＳＳＲＩを飲んで副作用が全く出ない人は多いが、人によっては少量で開始しても、副作用が出るケースもある。抗うつ薬は飲み初めの最初の一週間くらいの時に副作用が出ることが最も多い。次に多いのはその薬を増量した時である。ＳＳＲＩの場合、飲み初めの時に出やすい副作用は「頭痛」と「吐き気」である。「眠気」「下痢」「胃痛」などもたまにある。

統計的にいうと「頭痛」と「吐き気」の発現率はだいたい5～15％である。眠気、下痢、胃痛などはもっと低い（薬剤による差はあるが）。

抗うつ薬の飲み方

抗うつ薬はその効果が出るとしたら、ある決まった飲み方をした時のみである。現在の医学で常識とされている飲み方は「十分な量を十分な期間毎日飲む」ということに尽きる。通常は1種類の抗うつ薬を選んで、一番少ない量で1週間くらい飲んでみて、副作用がなければ徐々に増量する。

例えば、ある抗うつ薬の常用量が100mgだったとする。そうすると初めの1週間は25mgで飲んでみる。副作用が全く出ない人はその後50mg→75mg、というように1〜数週間の間に量を上げていく。途中50mgとか75mgとかで、食べる場面で明らかに過食衝動が軽くなっていれば、50mgとか75mgとかの量で固定して、その量を飲み続ける。

薬を増量しても副作用もないが、効果もない、という場合は100mgまで増量し、「十分な期間」服用を続ける。十分な期間というのはいろいろな意見があるが通常は4週間〜6週間、一番長い意見でも8週間くらいである。

つまりある抗うつ薬を一種類選んである人に使うと決めたとすると25mg→50mg→75mg→100mgまで、1週間毎、あるいは数週間毎に増量していき、100mgになって8週間飲み続けてみる。その時点で、飲み初める前と比べて症状が全く変わっていない、良くなっていなかった、となれば、「その薬はその人には効果的ではなかった」と言えるのである。

現在の医学的常識では「8週間飲んで効かなかったけど、そのまま半年飲んだらその時点で効き始めた」ということはない、とされている。例えば、75mgを2週間飲んだけれど、何かの理由でそのまま飲み続けることができなかった、となれば、「その薬はその人には効果的ではなかった」とは言えない。

75㎎を2週間では効果がなかったが、4週間目過食の衝動が軽くなってきた、あるいは、100㎎に増量した翌日からすごくよくなった、ということは実際にあるからである。しかしこのような方法で投与していって100㎎を8週間飲んでみたけどやっぱり効かなかった、ということになるとその時点で数ヵ月経ってしまっていることになる。

ある薬をある人に使ってみようということになって右記のようにやってみたけど効果がなかった。そうなると「じゃあ今度は別のこの薬を使ってみよう」ということになる。そうするとまた同じように少量で1週間飲んでみて、という話になる。これを「Switching スウィッチング」という。

一種類の薬を選んで上記の方法で服用する。効果があれば当然その薬を続けるが、なければ他の薬に変えてみる。しかし、現実には、前に飲んでいて無効だった100㎎の薬を、急に止めることはできないので、75㎎→50㎎→25㎎、というように徐々に減量していって止めるか、ほとんど少なくなった時に次の薬を少量から始めるか、ということになる。

このようなSwitchingによって、その人に合っている薬を探し、良くなれば、完全に良くなった状態を保って、その後薬を減量する、ということになる。

薬物治療が効果的であった場合

ある薬をそのような形で連続して飲んだ後、実際に食べる場面で、食欲、という意味でなく、過食の衝動が軽くなり、結果落ち着いて食べられるとか、制御できない感じではなく食べることを止められるとか、という状態になれば、効果があると言える。

また、このような意味で効いていなければ飲む意味もないが、効いたからといって、過食衝動が減ったことに乗じて、あまりにも少ない食事摂取を続けていれば、それは当然どこかでリバウンドする、ということになる。

であるから、ある薬がある人に効いた、という場合には、同時にその人にとって適切な食事を、一日の中で分散して摂る、という行動がセットになっていないと、長期的には意味がないことになる。

したがって、このように薬物治療が効果的であった場合には、それとセットになって「どう食べていけばいいいか」ということが当然課題として出てくる。

過食に対する心理療法―認知行動療法的アプローチと精神力動的心理療法―

過食なり、パージなりという現象が、その人の心のあり方によって生じているものなら、その行動に向かわせている力動―ちから―が変わらないと、本質的な意味での変容は難しい。

患者さんの立場からみれば、医者が薬を出すということは、摂食障害の構造的問題を理解していなければ、「薬を飲めば治る病気だ」という安心感や期待を持つ理由になる。現実に薬物療法の効果で、過食衝動、行動が改善することはあるし、それは望ましい結果ではあるが、同時にそれがまた難しい状況を生む原因にもなり得る。つまり、薬物療法で比較的早期に症状がコントロールされた場合に、その根底にある「心のあり方問題」があまり前面に出てこないで、「薬を飲んでいればいいいんだ」というように安易に考え、葛藤的な状況が生まれにくくなることもある。それも一概に「悪いこと」とは言えないだろうが、あくまでも「心のあり方」に摂食障害の問題の本質があると考えるなら、そのような受け止め方は、根本的な解決から遠ざかる場合もあり得る。

認知行動療法的なアプローチ

行動を操作する方法として、認知行動療法的なアプローチがある。

治療初期の段階でよく語られる訴えとして、「お腹が空いているのか、いないのかが解らない」「自然な食欲というものが感じられない」「どれだけ食べるのが普通なのか解らない」がある。このような訴えは、患者さんの身体から生物学的な食欲求が消え失せたことを示しているのではない。

概念的には食欲求から分離した食行動と、食欲求に基づく食行動という二つの意味づけが患者さんの中に存在するにもかかわらず、行動としてはひとつの食行動しかとれないというジレンマがこのような訴えや感覚となって表されているのである。

すなわち、患者さんのこのような訴えは、食欲求を成立させる生物学的な基盤、その上に概念的に布置された「食べること」の意味の分離、その概念化による食欲求の無自覚化という三重構造からもたらされている。

このような点を明確にする上で、認知行動療法的な治療の意義が生まれてくる。具体的は、「セルフモニタリング self monitoring」と言われるような方法で患者さんの行動や思考パターンを明確にし、心理療法的な場で、その人自身の持っているパターンの改変を行う。

具体的には一回の食行動が始まる前に、患者さんが「この一回で食べよう」と思う食物を机の上などにすべて並べて自分の目で確かめ、一回の食事が終わった時それを書き記したり、それ以上食べたり、食べなかったりしたとき、あるいは様々なパージがあった場合などもすべて書き記して、その記録を面接に持ってくる。

このような操作そのもので、すぐに症状が良くなる、というわけではない。むしろこのような食行動のモニタリングは、患者さんの葛藤を促進する面が強い。しかし、あえてこのような操作を行う意味（理由）は大きく分けて二点ある。

一点は患者さんの食行動を自分ひとりの体験から患者さんと治療者との共有の体験に変えるという意味であり、もう一点は食べることの意味の分離を患者さんの中で意識的なレベルまで引き上げるという意味である。

患者さんが自分自身の食行動にとらわれているとすれば、治療導入期においては、具体的にどのような食事、生活パターンになっているのか、共有することが重要である。

このような場合、その食行動の記録は、必ず患者さんと治療者とが〝分かち合う〟ということ、すなわち治療者という他者に見せるという前提で書かれなければ意味がない。

患者さんと治療者との面接場面で摂食の場面は再現され、共有される。面接場面では「それを食べる前に、お腹がすいていたという感じは全くありませんでしたか」とか、「お腹は一杯だったけれども、食べたいと感じたのですか」というように、食事や過食衝動を巡って話し合いが持たれていく。

入院における認知行動療法的操作

入院によって行う認知行動療法的治療もある。その目的は「適切な食行動の獲得」であるが、神経性無食欲症のそれとは当然に異なり、計算したエネルギー所要量をもとに、治療者との面接を通して患者さんが選択した摂取カロリーを食欲求によって規定される食事と仮に決め、摂取し、その結果促進された葛藤を精神力動的な面接で受けとめ、同時に種々の技法で過食およびパージを停止するという治療になる。

種々の技法とは、過食やパージを求める心性が衝動的に高まったときには、治療者（あるいは治療スタッフ）にそのことを話す、過食やパージの代わりに屯用薬を飲む、などの操作・技法である。

私はこのような操作を、自分の論文では〝治療的すり替え therapeutic conversion〟と呼んだ。このような過食行動の行動上の操作だけで過食症という疾患を治癒させると考えることは、患者さんにとっても治療者にとっても好ましいことではない。

しかし、このような行動的操作が精神力動的な心理療法と統合されていけば、有益な手段となる。入院中の治療的すり替えだけで完全に、また恒久的に過食やパージを停止することは困難である。

しかし、それでもこのような操作は、期間限定的にせよ、患者さんと治療者とが持つ共通の目標が達成されれば、お互いの相互主観に支えられた共通の体験として治療的な意義を有する。

精神力動的な心理療法

過食症に対する精神力動的な心理療法は、その本質において、神経性無食欲症のそれと違うものではない。

患者さんは対人関係において、また食行動において「不全」であり、治療者もまた患者さんを機械的に、一律に「治癒」させるという能力において「不全」である。

患者さんの苦悩や、治療者自身の迷い、葛藤といったものは認知行動療法的な規定の外に「漏れ出てくる」ものである。

だからこそ、モニタリングや入院というような形式的操作が、意味を持つのである。入院治療の行動レベルでの目標が達成されるということはこのような逆説のなかの、ひとつの形式上の「証拠」なのである。

過食症の精神力動的心理療法の中核

神経性大食症という事態はいったい何を表現しているのだろうか。

それはひとつには前述したように、神経性無食欲症という事態の「破綻」ということである。神経性無食欲症という事態で得られたと感じられ、患者さんにとってのかりそめの「成功」とか、「達成」、「生きる意味の獲得」というようなことが、神経性大食症では、その裏返しとして、失敗とか敗北、生きる意味の喪失のように感じられるわけであるが、その根底にある病理は本質的には変わらない。

それは「他者の不在」であり、「居場所がない」「自分がない」というように表現される事態である。神経性無食欲症という事態が、成功によって他者とのつながりを拒絶するものだとすると、神経性大食症は敗北によって、他者とのつながりを失うということである。

実際、他者や世界とつながりを持とうとする動きが神経性大食症によって、できなくなる。学校に行けないとか、仕事に行けないとか、そういうことが起こることはまれではない。

この時、患者さんは「過食さえなければ、これができるのに」と言うことが多いが、こうなってくると症状の持つ意味は、神経性無食欲症におけるそれから、他の神経症的な症状の持つ意味合いへ似てくる。つまり、自我親和的な症状、食べないことは成功である、から、自我異質的な症状、突然なりたくもないパニックや、強迫症状に苦しめられる、という構図と似てくる。

過食やパージを、精神力動的な観点から位置づけると、「その症状には何か意味がある から起こっている」ということになり、それはどんな意味なのだろう、ということを考えることが治療の本質だ、ということになる。

もし何も「良いこと」がないなら、それが持続することはおかしいわけで、しかもその症状―行動―は、無意識のうちに起こっているわけではなく、患者さんの意識的な選択によって成り立っているのである。

先に述べたように過食の「意味」とは、「失敗」とか、「敗北」ということである。

つまり、過食の治療とは、その敗北を一人では受け入れられないにしても、治療的な関係の中でなら二人で受け入れられるのか、ということにかかっている。結局それは、患者さんが安定した対象関係を築けるのか、築けないのか、ということである。

私に言わせれば、「過食（すること）を絶対に許さない（で、痩せ続ける）」というのは、「オリンピックで金メダルを取る以外は絶対に許さない」と言うのと同じである。銀メダルもダメ、金メダルを取っても、次の大会でも取らないとダメ。人間は客観的に成功し続ける、ということは基本的にできない。

過食とは、ある意味、人の「弱さ」である。拒食が「偽りの、かりそめの強さ」とすれば、過食が治るということは、「成功し続ける自分」という「倒錯」を乗り越え、過食してしまう自分を受け入れることである。

このあたりが非常に逆説的なのであるが、過食を受け入れる、完全でない自分を受け入れる、ということが、結果としては、過食の意味をなくしていく。過食とは拒食の裏返しであり、体重や体型をコントロールしていなければ、自分の存在価値を失う、という呪縛から離れ、自分自身の存在価値を新たに創造していく、と言う意味では、神経性無食欲症のところで述べた、精神力動的な心理療法の価値と全く同じであると言えるだろう。

おわりに

おわりに

　自分自身でもよく解らないまま、何故か精神科医になってすぐ、「摂食障害」という事態に惹きつけられ、治療をし続けて来た。私が初めて書いた論文も、医師になってから四年目に書いた摂食障害の人に対する芸術療法のものである。

　私自身何故ここまで、「摂食障害」という事態に惹きつけられ続けているのか、ずっと考えていた。

　つい先日、心理の研修生の人達と症例検討会をしながら―そのケースは摂食障害の人ではなかったが―ふと自分が症例に関して言ったことから、あることに気がついた。

　その症例のある言動から「この人は自分を責めて落ち込んでいる、というよりも、何故自分だけがこんなひどい目に遭っているのか、何故自分ばかりが損をするのか、って怒ってるんじゃないかな」と私は、コメントした。

「この人にとって、病気が良くなって治るってことは、ただの普通の人になってしまうことなのかもしれない」と。

患者さんが聞けば、精神科医である私がこんな言い方をすることは腹立たしく感じられるかもしれないが、私はこのとき改めて思った。私は摂食障害の人を診ていて、よくこう思うのだ。

この人が治るということは「凡人になることを意味する」のだと。そしてそのことこそが、私を摂食障害の臨床に惹きつけているのではないかと感じた。私も若い頃、ずっと凡人になることを恐れていた。

高校の頃、私はプロのテニスプレーヤーになろうと思っていた。高校二年生の時、私は住んでいた地方の大会の個人戦で優勝した。決勝の相手は同じ地方のライバル校の仲の良い友達だった。私がマッチポイントを握り、彼が打った球が、私の身体を通り越し、ベースラインを超えてアウトになるのを、私は後ろを振り返り、自分の肩越しに、スローモーションのように見ていた。

あの時、世界は私の手の中にあり、私はこの世界で唯ひとつの存在だった。精神科医となり、精神分析的な心理療法を受けた今の自分に言わせれば、あの時の私は「自己愛的な万能感」に満たされていた。私の人生はあの瞬間プロテニスの世界へと開かれていた。

ある意味、あの時が私の人生の頂点だった。そして同時に何故か、まさにあの刹那、私はこのような瞬間が、もう自分の人生に二度と訪れないであろうことも、うっすらと感じていた。

その後、私は3年生の時最も重要な大会に負け、テニスのプロになる、という道は事実上閉ざされた。その後どうしてなのか、今でも解らない、思い出せないが、私は「普通の人」になることを受け入れた。

私は医学部に入り医師になった。自分でもよく解らないが、大学でもテニス部に入り、試合に出ては負け続けていた。惨めな気持ちだった。自分にとって「テニス」とは自分の存在価値を決める唯一のものだった。自分にとっての「テニス」はもう「終わって」おり、大学でテニスをすることも意味のないことのはずだった。

大学の医学部でいくら勝っても、プロになれるわけではない。テニスのプロにならないから、医学部に入っているのだ。私が大学でもテニスをやっていたのは、今から思い返せばだが、精神分析でいう「喪の作業」をしていたのかもしれない。本当にテニスと別れること。それが私の中で容易には行かなかったのかもしれない。

ただその後もよく考えてみれば、ちょこちょこ、「普通の人になれない」自分が顔を出し続けている。

医師になった時、自分で自分のことを「全く平均的な、精神的に病的なところのない人間」だと思い込んでいたが、精神分析的な治療に対する価値観が自分の中でどんどん重くなっていき、精神分析の勉強を本格的にするようになってから、「自分も相当おかしいんだ」ということを次第に受け入れられるようになった。

実際に精神分析的な面接を週1回受けるようになってからも、自分の意思で受けているのに、(矛盾しているのだが、よくあることである)「できるだけ分析されまい」として「どうやって面接時間をやり過ごそう」「どうやってごまかそう」とばかり考えていた気もする。

しかし精神分析の先生のおかげで、分析を受ける体験を続け、自分がいかに自己愛的な人間であるかを知り、受け入れることができるようになった。私は多くの患者さんと同じように「怒っていた」。自己愛的に傷つき、自己愛的に怒っていた。「何故自分のことを解ってくれないのだ」と。「何故自分をないがしろにするのだ」と。客観的には私の周囲の人は、私を大事にしてくれていた。しかし、そのことに私は無自覚だった。

高校の時、私はライバルが打った球が自分の肩越しにラインを超えていったことを覚えてはいたけれど、それを支えてくれていた、私にとっての重要な他者に対しては無自覚だった。自分をあの舞台に押し上げ、支えてくれていた人達に感謝することもなく、当たり前のようにそれを受け取っていた。

ある意味「子供」とはみんなそんなものである。私の両親は「私が買ってあげたラケットを返しなさいよ！」とは言わなかった。「おまえの実力で、プロになんかなれるわけないだろう！」とも言わなかった（そう思ってはいただろうが）。

ありていに言えば、私は「愛されていた」が、私が本当にそのことを知ったのは、精神分析の面接でカウチ（寝椅子）に横たわり、天井を見ている時、あのボールがベースラインを超えた20年後にもなってからだった。

私はたぶん、摂食障害の患者さんをみると、昔の自分をみているように感じるのだろう。私の自己愛的な部分も、精神分析を受けるということを通して、多少は穏やかになったかもしれない。少なくともそういう自分の傾向に自覚的にはなった。それは精神分析のおかげである。

昔は「自己愛的に傷つき、自己愛的に怒っているのだ」ということに気がつくことさえなかった。しかし、かといって、今の自分にそのような傾向が全くなくなっているわけではない。自分の傾向と言っても、もとより「自己愛的」というだけの単純なものではないのだが。

しかし私は何故当時、テニスに関して挫折した時、割とすぐに普通の人間になることを受け入れたのかはよく解らない。あれだけ自分にとって「他のものに自分の価値はない」と信じ切っていた価値を失ったすぐ後に、まるでそのことを忘れたかのように、「普通の人間」になった（と思っていた）。

「やるだけやった」と思ったから、あきらめたのだろうか？　しかし、大学に入ってもズルズルとやり続けてはいた。自己愛的な万能感を満たすために他の対象を選んだのだろうか？　そうかもしれない。

もちろん「テニスをすること」と「病的に痩せる」ことは同じではない。子供が「絶対に総理大臣になる」とか、「必ず東京大学に入る」とか、言ったとしても、誰もそのこと自体で「おまえはおかしい」とは言わないだろう。

「必ずハリウッドスターになる」「必ずオリンピックに出て金メダルを取る」となると微妙になってくる。

「絶対にダイエットを成功させる」ということも、このような文脈でみれば、今まで述べてきたように、あるところまでは、誰にも「おかしい」と言われることはほとんどない。

私が「絶対にプロのテニスプレーヤーになる」と心に誓っていた時、私は意識としては「全く孤独な一人だけの世界」を生きている、と思っていた。しかし、実際には私は周囲の人達（それは両親に限らないが）に支えられていたから、そのような世界を生きることができていたのだ。

自分自身の存在価値。それを人は全く一人で実現することはできない。全く失敗もなく、成功し続け、勝ち続けることもできない。現実を受け入れず、魔法のような解決を望むのは「子供」だけである。しかし同時に子供はそのように空想し、信じることを許されなければ、「大人」になることはできない。

大人になる、ということは究極的には「自分が死ぬことを受け入れること」だと私自身は思っているが、そうでないにしても、自分がある程度「平凡」で、「普通」であっても、価値がある、と思えることであることは異論のないところだろう。

客観的に普通でもいられること、特別でなくても自分に価値があると思えること、それが受け入れられるためには、自分ではない他者との安定した関係を必要とする。人間は生まれたその刹那から、誰かに支えられていなければ、生きることのできないよるべない存在として、その意味を理解しないままこのような「他者を求める」価値観を刷り込まれていく。

摂食障害といわれる人たちも例外ではない。かれらが命をかけて、全く孤独な世界で追い求めている「自分自身の存在価値」とは、実はこのような他者によって支えられ、保証された関係の中においてしか、真には得られないものなのだ。

フロイト派の精神分析家であり、のちに自閉症児に対する昔話を用いた治療を通じてユング派的な考えに傾いていったブルーノ・ベッテルハイムはこう述べている。

「愛されたいという望みとか、なんの値打ちもない人間と見られはしないかという恐れ、あるいは生の喜びと死の恐怖などは、生きていく上での根本的な問題である。（中略）たとえば昔話は、いつまでも生きていたいというジレンマを、こうしめくくることによって表現することがある。『もしまだ死んでいなかったら、今でも生きているでしょうよ』また、『二人はいつまでもしあわせにくらしました』という結びの文句もある。これは、永遠の命があるのだと、たとえ一瞬でも子供をだまそうとしているのではない。我々がこの地上で与えられた時間はあまりにも短い、この悩みを和らげるためには、もう一人の人間との間に、本当に満足できる絆をつくりあげるしかない、といっているのだ」（引用1）

かれらの悩みが他者との関係において真に解決され、乗り越えられる可能性のないものであるなら、心理療法的な介入はその可能性を失う。

精神科医になってから20年を過ぎた今の私にとっては、摂食障害の治療というものは、自分の存在価値を示す手段という意味は薄くなってきている。しかし、そういう面も全くないとはいわない。摂食障害の治療をする、という私の「アイデンティティ」が、かつてのテニスのように私の自己愛を満たしていた面もあるのだろう。

ただ私の正直な気持ちをいえば、前述のように、摂食障害の人の話を聞き、かれらの悩み、苦悩に接するとき、「自分がそれを治してやろう」とか、「変えてやろう」と思っているわけではない。治療者の意識的な操作で変えられるようなものでもない、ということを嫌というほど経験した、という意味もあるが、私が考える摂食障害の本質、ということに関係している面もある。

先に述べたように、私自身は摂食障害の本質とは「何故人は生きるのか?」と問うことだと思っている。そして、その結果絶対的な自分自身の存在価値を求め、痩せ続けることを求めるわけである。その最後のところが結局はうまくいかないのは、人間の身体的限界、というようなものによるわけで、問うてしまうことそれ自体は異常なのではないと思っている。

「何故生きるのか」と問うてしまうこと、を別の言い方をすれば「自己愛的な傷つきを何かの方法で飛び越えようとしている」ということになるのかもしれない。

かなり以前、論文に同じようなことを書いたが、私は当たり前のように生きている、という人より、そのように問いかけてしまう、という人の悲しさが好きなのだと思う。「摂食障害という鎧の下に隠されたかれらの本質的な辛さ、悲しさに接すると心を打たれる。それを自分が治してやるとか、治ったらうれしいとかそういうことではなくて、その悲しさそのものが私を感動させるのである。

私には摂食障害の人たちを自由自在に治す力はなく、また『どうやって生きればいいか解らない』というかれらに正しい生き方を教える権利も能力もないが、かれらの悲しさに触れることは好きである。それはきっとかれらの悲しさが、私自身の『生きる意味』について、何かを教えてくれるからなのだろう」(引用2)

ベッテルハイムのいうように、物理的には、あるいは直線的、通時的時間の中では、ひとつの人間の存在とか、生命とか、人生といったものは非常に短い。一瞬だと言ってもいいくらいだ。

その中で楽しいことや嬉しいこと、誇らしいこと、「勝つ」ことなど、いいことばかりがあるわけでもないし、いいことが多いから人生に価値があるわけでもないのだろう。むしろ悲しいこと、つらいこと、苦しいこと、そして「負ける」ことがあるからこそ、人生には深い意味が生まれる。負けがなければ勝ちもない。辛く苦しいことがあるから、嬉しく楽しいことは際立つ。

つらいことや悲しいことも、嬉しいことや幸せなことと同じように、それ自体が人生において重要な価値を持っているのだ。私は摂食障害の人たちと接するとき、人間が生きるということの意味を、私自身が問われているように感じるから、その意味を感じ、治療を続けてきたのだろう。

最後の出口のところで選ばれる「限りなく痩せ続ける」という、手段は成功しないし、かれらが本当に望む解決を与えはしない。だから私は、その最後のところに関しては「それはうまくいかない」「それは本当の解決ではない」と言い続けるだろう。

そのことそのものが私にとっての生きる意味であるから。

引用1　Bettelheim,B.:The Uses Of Enchantment:The meaning and（波多野完治，乾愉侑美子訳『昔話の魔力』，評論社，東京，28,1978
引用2　富澤治、「摂食障害における『自分』」北山修編集、日本語臨床2「『自分』と『自分がない』」、星和書店、東京、58-59，1997

著者略歴

富澤　治（とみざわおさむ）

1987年佐賀医科大学卒業。同年東京医科大学精神医学教室入局。
1996年医学博士。
2000年東京医科大学講師。
2004年とみさわクリニック開設。
日本芸術療法学会理事。
著書に「Arts　Medicine」（MMB　Music）、
「芸術療法２実践編」（岩崎学術出版社）、
「精神科ポケット辞典」（弘文堂）、
「治るうつ病」と「治らないうつ病」（M.C.MUSE）など。

裏切りの身体 —「摂食障害」という出口—

2011年 8月22日　初版第1刷発行
2015年11月25日　初版第2刷発行

著者　富澤　治
発行者　大参正行
発行所　有限会社エム・シー・ミューズ
〒113-0033
東京都文京区本郷2-17-13
TEL:03-3812-0383
印刷・製本　モリモト印刷株式会社
装丁　宮下純之

ISBN978-4-904110-04-1